薬剤師綱領 （昭和48年10月10日制定）

1. 薬剤師は国から付託された資格に基づき、医薬品の製造、調剤、供給において、その固有の任務を遂行することにより、医療水準の向上に資することを本領とする。

1. 薬剤師は広く薬事衛生をつかさどる専門職としてその職能を発揮し、国民の健康増進に寄与する社会的責務を担う。

1. 薬剤師はその業務が人の生命健康にかかわることに深く思いを致し、絶えず薬学、医学の成果を吸収して、人類の福祉に貢献するよう努める。

日本薬剤師会

改訂モデル・コアカリキュラム対応

薬局実務実習
指導の手引き
2018 年版

公益社団法人日本薬剤師会 編

薬事日報社

はじめに

　薬学教育モデル・コアカリキュラムは、医療、保健、福祉等における社会的ニーズに貢献できる薬剤師育成等の観点から平成25（2013）年度に改訂がなされ、平成27（2015）年度の入学生から適用されています。平成27（2015）年度入学生が5年次となる平成31（2019）年から、改訂版の薬学教育モデル・コアカリキュラム（以下、「改訂コアカリ」）に基づく実習が開始されます。

　改訂コアカリに基づく実習は、これまでの所謂「プロセス基盤型教育」と異なり、「学習成果基盤型教育（OBE：Outcome-based Education）」の考え方に基づいており、薬局の現場で実践した経験により個々の学生にとってさらなる臨床能力の向上を目指すものです。本書はその理念に基づき、改訂コアカリに準拠した薬局実習を進めるにあたって、指導薬剤師がその目的を効果的に達成できるよう、日本薬剤師会が作成したものです。

　日本薬剤師会ではこれまで、指導薬剤師向けに「薬局薬剤師のための薬学生実務実習指導の手引き（2005、2007、2009年度版）」を発行してきました。本書はその改訂版にあたります。主な改訂点は、①2009年度版発行以降の関連法規の改正を反映させたこと、②改訂コアカリに基づく実習を適正に実施するための指針としてまとめられた「薬学実務実習に関するガイドライン」（薬学実務実習に関する連絡会議　平成27年2月10日）の内容を反映していること、そしてガイドラインの考え方に基づき、③学習成果を「知識」、「技能」、「態度」で個別に評価していたものから、実務実習で体得した「知識」、「技能」、「態度」を、薬学生が目に見える形で行動として表せているかを総合的に評価する観点で評価項目を設定していること、の3点です。

　指導薬剤師の皆様におかれましては、次代の薬剤師を養成する課程に積極的に関わっているという、自らの担う役割を深く認識いただくとともに、本書を有効に活用いただき、未来の薬剤師のためにより充実した実習を実施いただけることを期待しています。

　末筆となりますが、本書の作成にご協力を賜りました関係者の皆様に、この場をお借りして心より御礼申し上げます。

　平成30年4月

公益社団法人日本薬剤師会
会長　　山本　信夫

◆目次

解説編

改訂モデル・コアカリキュラムに基づく実務実習について　　2

1. 改訂モデル・コアカリキュラムに基づく実務実習の考え方および
　　薬学実務実習に関するガイドラインについて　　2
2. 学習成果基盤型教育（OBE）について　　3
3. 薬局実務実習で行う内容について
　　〜改訂コアカリ【F薬学臨床】〜　　3
4. 大学・病院・薬局の連携について（学生情報の共有）　　4
5. 学生の評価について
　　〜「概略評価」と「実務実習記録による評価」〜　　5
6. 薬局実務実習における本書の活用について　　7

実践編

Ⅰ　概略評価を行う領域について（その1）
〜薬学臨床の基礎（臨床における心構え）〜　　10

Ⅱ　概略評価を行う領域について（その2）
〜処方せんに基づく調剤、薬物療法の実践〜　　14

1. 実習におけるSTEPの考え方　　14
2. 本章の構成（全体）　　14
3. 本章の構成（各ページ）と使い方　　16
4. 実習の進め方　　19
5. 参加・体験型実習を進めるうえでのポイント　　22
日本薬剤師会が設定した各STEPにおけるパフォーマンスレベル　　26

A　保険調剤ができる《医薬品の調製》
STEP1　基本的な医薬品の調製・管理ができる　　29
STEP2　工夫が必要な調製・調剤ができる　　33
STEP3　患者の状況に合わせた調剤ができる　　37
STEP4　より本格的な医薬品の調製や供給・管理ができる　　41

B 保険調剤ができる《処方監査・医療安全》

STEP1 基本的事項に留意し、医療安全に配慮した処方箋及び
調剤薬の監査ができる 45

STEP2 医薬品情報に基づいて調剤薬の監査ができる 51

STEP3 患者情報に基づいて処方内容の監査ができる 55

STEP4 医療安全の視点を考慮し、患者の状態を評価した上で監査ができる ... 61

C 保険調剤ができる《服薬指導》

STEP1 基本的な患者対応及び情報収集と処方解析ができる 65

STEP2 基本的な服薬指導ができる 73

STEP3 代表的な疾患の治療に関して、
薬学的知見に基づいた服薬指導が実践できる 79

STEP4 個々の患者の視点にたった服薬指導ができる 85

D 処方設計と薬物療法《薬物療法の実践》

STEP1 医薬品情報や患者情報から治療の問題点を認識する 91

STEP2 医薬品情報と患者情報を合わせた解析ができる 95

STEP3 薬物治療に関する基本的な評価と提案ができる 101

STEP4 薬物治療の経過に応じた対応ができる 107

Ⅲ 実務実習記録評価を行う領域について
～在宅、プライマリケア、地域のチーム医療など～ 114

1. 実践の場で学ぶ「地域の医療・保健・福祉」 114
2. 本章の構成（全体） 115
3. 本章の構成（各ページ）と使い方 116
4. 実習の進め方 118
5. 実務実習記録による成長の確認 118

E 在宅医療を実践する

患者やその家族が持つナラティブに基づいた医療・ケア・支援を、
多職種と連携を取りながら実践できる 119

F セルフメディケーション支援を実践する

プライマリケア・セルフメディケーション支援が実践できる 127

G 地域で活躍する薬剤師

体験を通じて薬剤師の地域活動を理解する 141

巻末資料

・薬剤師として求められる基本的な資質 149
・「薬学実務実習に関するガイドライン」（別添5　薬局での望ましい参加・体験型臨床実習）151
・6年制薬局実習の受入薬局に対する日本薬剤師会の基本的な考え方 ... 154
・薬学実務実習の評価の観点について（例示） 157
・「薬局実務実習指導の手引き2018年版」を用いた11週間のスケジュール（例示）188
・薬剤師行動規範・解説 191

解説編

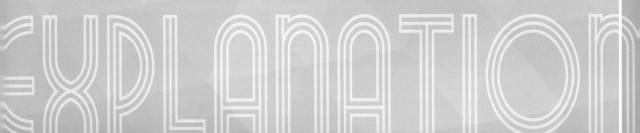

解説編

改訂モデル・コアカリキュラムに基づく実務実習について

1. 改訂モデル・コアカリキュラムに基づく実務実習の考え方および薬学実務実習に関するガイドラインについて

　平成25（2013）年度に改訂された「薬学教育モデル・コアカリキュラム　平成25年度改訂版」（以下、「改訂コアカリ」）は、学習成果基盤型教育（OBE：Outcome-based Education）の考え方に基づいています。従来の4年制教育では「知識」を中心としたものでしたが、6年制になって、「知識」だけでなく、「知識」「技能」「態度」を身につけるという考え方に変わりました。そして今では、これらを別々に考えるのではなく、各々を関連づけて、総合的な「パフォーマンス」としてとらえる考え方に発展してきています。

　改訂コアカリでは、6年卒業時に必要とされている資質としての「薬剤師として求められる基本的な資質（**巻末資料**参照）」に基づいて、学習目標が設定されています。そして実務実習は、臨床現場で即戦力として業務を遂行できることを目指すものではなく、将来、医療、保健、福祉等における社会的ニーズに貢献する薬剤師として活躍できる**基本的な知識・技能・態度、そして問題解決能力の修得を目指す**、とされています。また、知識偏重の実習ではなく、臨床現場で幅広い事例や症例を体験して、医療における薬剤師業務の意義や薬物治療における薬剤師の役割を理解し、薬の専門職として医療現場で臨機応変に対応できる実践的な能力を養成するものとされています。

　（病院、薬局における実習）

　　実習施設では、責任薬剤師の管理下、認定指導薬剤師の下、実施計画書に基づき、実習生が多くの患者や生活者に接して幅広い薬剤師業務について繰り返し体験し、コミュニケーション能力や問題解決能力を培うことができる実習を行う。

　　病院においては、原則として患者の薬物治療を経時的にモニタリングしながら学び、薬局においては、原則として地域住民の薬物治療、在宅医療、セルフメディケーションの実践を学ぶ。病院、薬局が連携した地域保健活動についても参加・体験する。責任薬剤師及び認定指導薬剤師は、施設で実習指導に携わる薬剤師はもとより、施設に勤務するスタッフ全員が連携し、円滑かつ充実した学習が実施できるよう環境整備を行う。

　　　　　　　　　　　　　（「薬学実務実習に関するガイドライン」より）

実習施設には、①受け入れ時の学生の基本的資質に対する理解、②実習環境、業務内容の整備、③教育・指導体制の整備、④大学及び地域関連団体との連携体制の整備、が求められます。また、指導する薬剤師には、①実習における指導体制、②モデル・コアカリキュラムの意義・目的・内容の把握、③大学との連携、④施設間の連携、⑤実務実習を担当する薬剤師の指導能力の向上、が求められます。こうした実習施設・指導薬剤師への指針は「薬学実務実習に関するガイドライン」（以下「ガイドライン」）に具体的に示されていますので、指導薬剤師はガイドラインを十分に理解し、指針に則って受入体制を整備するようにしてください。

なお、日本薬剤師会では、受入薬局の要件の一つとして、「ガイドラインが求める地域保健、医療、福祉等に関する業務を積極的に行っていること」を挙げており、さらには「『健康サポート薬局』の基準と同等の体制を有していることが望ましい」としています。これら要件については「6年制薬局実習の受入薬局に対する日本薬剤師会の基本的な考え方」として、平成28年11月に公表しています（巻末資料参照）。

2. 学習成果基盤型教育（OBE）について

改訂コアカリの重要なポイントは、これまでの「プロセス基盤型教育」から「学習成果基盤型教育（OBE）」の考え方へ変わったことです。

これまでは、「知識」「技能」「態度」のそれぞれの目標が個別に設定されており、それに基づき実務実習を計画し、それぞれの到達を評価するものでした（プロセス基盤型）。しかしこれでは、それぞれの目標が達成できたとしても、そのことが学習者の「能力」として実際に身についているかどうかはわかりません。そこで、「パフォーマンス」を目標に設定するOBEの考え方へと変わってきました。

本書はこのOBEの理念に基づき、薬局での実際の業務に沿う形で目標を「パフォーマンス」で設定し、「どの程度身についたか」という評価を行えるように作成しています。

3. 薬局実務実習で行う内容について
～改訂コアカリ【F薬学臨床】～

本来、大学におけるカリキュラムは各大学が独自の理念や特色に基づいて設定すべきものですが、6年制学部・学科の場合は、学生に大学卒業時に薬剤師としてふさわしい基本的な資質や実践的な能力を身につけさせるための教育が求められます。そのため、6年制学部・学科におけるカリキュラム作成の参考となる教育内容ガイドラインとして、卒業時までに学生が身につけておくべき必須の能力（知識・技能・態度）の到達目標が「モデル・コアカリキュラム」として提示されています。

改訂コアカリの構成は以下のようになっており、このうち、実務実習に関わるものは【F薬学臨床】です。【F薬学臨床】は、薬学実務実習前に大学において学んでお

くSBO（改訂コアカリでは「前」と表記されています）と、病院および薬局で行う参加型の薬学実務実習のSBO（specific behavioral objective：到達目標）からなっています。

「薬学教育モデル・コアカリキュラム平成25年度改訂版」の構成
　A　基本事項
　B　薬学と社会
　C　薬学基礎
　D　衛生薬学
　E　医療薬学
　F　薬学臨床
　G　薬学研究

「F　薬学臨床」の構成（中項目）
　（1）薬学臨床の基礎
　（2）処方せんに基づく調剤
　（3）薬物療法の実践
　（4）チーム医療への参画
　（5）地域の保健・医療・福祉への参画

　このように、改訂コアカリでは、従来のコアカリのように病院・薬局の区別はなく、「薬剤師として求められる基本的な資質」を臨床の場で確実に身につけることを前提として作られています。上記のうち**（1）〜（3）は、業務の場の違いにかかわらず薬剤師にとって必ず必要となる能力**であり、**（4）、（5）は、（1）〜（3）の能力を「どのような場で使うか」という視点**に立ったカリキュラムとなっています。

4．大学・病院・薬局の連携について（学生情報の共有）

　新しい実務実習では、従前のようにSBOごとに実施計画を立てて修得を確認するのではなく、総合的な「パフォーマンス」に対して、目標とする能力のどの段階まで達しているのかを実習生、指導者、教員等が総合的に評価し、目標の到達には何が必要かを考えながら実習を進めていきます。

　そのためには、大学・病院・薬局で学生情報を共有することが必要となってきます。ガイドラインでは、大学が主導的な役割を果たし、病院・薬局と連携して実習を効果的に実施することを求めており、その連携の基本になるものとして、実習開始前に実習生ごとに「実務実習実施計画書」（以下「実施計画書」）を作成することとしています。

　実施計画書が大学によって大きく異なると受入施設の対応が煩雑となることから、薬学実務実習に関する連絡会議（以下、「連絡会議」）では、その記載事項を例示しています（平成28年11月30日）。

　各受入施設は、大学と十分に協議して実施計画書の準備を行う必要があります。

> **「実務実習実施計画書」の記載事項について（例示）」**
>
> 〈**大学が実習施設に提示する事項**〉
> - 実習生に関する情報
>   学生名、所属、連絡先、実習期間、大学担当教員、大学連絡先、実習に当たり特に伝達が必要な特記事項
> - 大学での学習状況
>   大学での教育内容（特に臨床準備教育）の概略、大学での学習で気づいた実習に当たり特に伝達が必要な特記事項
> - 実習の概要
>   薬局実習施設情報：施設名、連絡先、指導薬剤師名、実習期間
>   病院実習施設情報：施設名、連絡先、指導薬剤師名、実習期間
>   薬局と病院でのモデル・コアカリキュラムに準拠した実習内容（「代表的な疾患」の体験を含む）の分担案
>   大学、実習施設間での連携事項とその伝達（情報共有）方法
> - 実習生評価方法
> - 大学、実習生から実習施設への要望
> - その他
>
> 〈**実習施設が大学に提示する事項**〉
> - 実習施設での具体的な実習内容（「代表的な疾患」の体験を含む）とスケジュール案
> - 実習指導体制
> - 実習施設独自の実習内容やその評価方法
> - 実習施設から大学、実習生への要望
> - その他
>
> （薬学実務実習に関する連絡会議　平成28年11月30日）

5. 学生の評価について
～「概略評価」と「実務実習記録による評価」～

　ガイドラインでは、OBEの考え方に基づく、【F薬学臨床】の中項目（1）～（5）の到達度を指標とした評価を求めていますが、学習成果（アウトカム）の考え方が多様となることでバラツキが生じ学生の総合的な評価に影響をきたす懸念があります。

　そこで、連絡会議では、薬局実務実習の評価の観点を例示しています（平成28年11月30日）（巻末資料参照）。

解説編

「薬局実務実習の評価の観点について（例示）」

Ⅰ．概略評価
〈概略評価を行う領域と観点〉
（1）薬学臨床の基礎（臨床における心構え）
　生命の尊厳と薬剤師の社会的使命及び社会的責任
（2）処方せんに基づく調剤
　処方監査と疑義照会
　処方せんに基づく医薬品の調製
　患者・来局者応対、情報提供・教育
　医薬品の供給と管理
　安全管理
（3）薬物療法の実践
　患者情報の把握
　医薬品情報の収集と評価・活用
　薬物療法の問題点の識別と処方設計及び問題解決
　薬物療法の効果と副作用モニタリング

Ⅱ．実務実習記録（日誌・レポート）による評価
〈実務実習記録による評価を行う領域と観点〉
（4）チーム医療への参画
　医療機関におけるチーム医療
　地域におけるチーム医療
（5）地域の保健・医療・福祉への参画
　在宅（訪問）医療・介護への参画
　プライマリケア、セルフメディケーションの実践
　地域保健（公衆衛生、学校薬剤師、啓発活動）への参画
　災害時医療と薬剤師

（薬学実務実習に関する連絡会議　平成28年11月30日）

　概略評価を行う（1）〜（3）の領域については、指導薬剤師と実習生が、定期的（2週間ごとを目安）に実習の振り返りを行い、実習生が何についてどの程度成長したかを評価します。その際に用いる「概略評価表」は、連絡会議から例が示されていますが、**薬局の業務に即した評価が行えるよう、日本薬剤師会において、薬局実務実習における概略評価の考え方と概略評価表を策定しました。それが本書実践編の「Ⅱ」の領域A〜Dです。**

　実務実習記録による評価を行う（4）、（5）の領域については、（1）〜（3）の領域の実践的な応用となります。指導薬剤師は、実習生にこの領域に関する体験について振り返りレポートを作成させ、実習生の体験が十分であったかを評価します。振り返りレポートには、体験した内容のほか、実習で深めることのできた能力、実習で不足していると感じた能力などを記載させることになっています。**この領域の実習については本書実践編の「Ⅲ」の領域E〜Gで解説**しており、レポートの様式例も示しました。

　今回の改訂コアカリにおいても、実習で行う内容は参加・体験型が中心であることに変わりはありません。ただ、先述したように、**実習生の「パフォーマンス」を評価しながら**実習を実施していくという、より一層、参加・体験型に重点を置いたOBEの考え方に変わったということです。

6. 薬局実務実習における本書の活用について

　本書は、改訂コアカリとガイドラインの考え方に沿って、実習の中で実習生に身についた能力をどのように評価するか、ということを念頭に置いて作成しました。コアカリのGIO（general instructional objective：一般目標）に準拠しつつ、実務実習で行う内容を実際の薬局業務に即した形で次の7つの領域に分けています。

　　A．保険調剤ができる《医薬品の調製》
　　B．保険調剤ができる《処方監査・医療安全》
　　C．保険調剤ができる《服薬指導》
　　D．処方設計と薬物療法《薬物療法の実践》
　　E．在宅医療を実践する
　　F．セルフメディケーション支援を実践する
　　G．地域で活躍する薬剤師

ガイドラインで示されている各項目と本書の関連は下図のようになっています。

薬学実務実習に関するガイドライン	本書	評価方法
(1) 薬学臨床の基礎 ①早期臨床体験 ②臨床における心構え ③臨床実習の基礎	― ※大学・病院・薬局で共通しているため、本書独自の提示はしていない	
(2) 処方せんに基づく調剤 ①法令・規則等の理解と遵守 ②処方せんと疑義照会 ③処方せんに基づく医薬品の調製 ④患者・来局者応対、服薬指導、患者教育 ⑤医薬品の供給と管理 ⑥安全管理	A．保険調剤ができる《医薬品の調製》 B．保険調剤ができる《処方監査・医療安全》 C．保険調剤ができる《服薬指導》	概略評価
(3) 薬物療法の実践 ①患者情報の把握 ②医薬品情報の収集と活用 ③処方設計と薬物療法の実践（処方設計と提案） ④処方設計と薬物療法の実践（薬物療法における効果と副作用の評価）	D．処方設計と薬物療法《薬物療法の実践》	
(4) チーム医療への参画 ①医療機関におけるチーム医療 ②地域におけるチーム医療	E．在宅医療 F．セルフメディケーション G．地域で活躍する薬剤師	実務実習記録による評価
(5) 地域の保健・医療・福祉への参画 ①在宅（訪問）医療・介護への参画 ②地域保健（公衆衛生、学校薬剤師、啓発活動）への参画 ③プライマリケア、セルフメディケーションの実践 ④災害時医療と薬剤師		

　本書は、実習生の評価を実際の薬局の業務に即した形で行えることに特化して作成しているため、ガイドラインの「(1) 薬学臨床の基礎」に含まれる「薬剤師としての心構え」といった内容に関しては、業務の土台となるものであり、かつ大学・病

院・薬局で共通しているため、本書独自の考え方は提示していません。また、実践編の「Ⅰ」でも解説していますが、指導薬剤師は、「(1)薬学臨床の基礎」に示される各項目について、ガイドラインを参照しながら実習を進めるとともに、実習中は常に薬剤師としての心構えについて意識するように心がけてください。

なお、本書の基盤となる評価の考え方や薬局での望ましい実習のあり方などは、ガイドラインに明記されていますので、ガイドラインを十分に理解したうえで本書を活用いただき、平成31年からの新しい実務実習に臨むようにしてください。

薬学実務実習に関するガイドライン

http://www.mext.go.jp/b_menu/shingi/chousa/koutou/058/gaiyou/1355408.htm

（文部科学省ホームページにて閲覧可能）

実践編

I 概略評価を行う領域について（その１）
〜薬学臨床の基礎（臨床における心構え）〜

実践編Ⅰ

　解説編でも述べたとおり、本書は、実習生の評価を実際の薬局の業務に即した形で行えることに特化して作成しています。そのため、この「薬学臨床の基礎（臨床における心構え）」は、薬剤師業務の土台となるものであること、また、評価は下記の評価表に基づいて大学・病院・薬局で共通して行うことから、あえて本書独自の考え方は提示していません。

　そのため指導薬剤師は、この項目についてはガイドラインを参照しながら実習および評価を行い、常に実習生の態度を確認するようにしてください。

　また、「段階」（本書では「STEP」としています）の考え方については、実践編の「Ⅱ」を参照してください。

> **GIO　医療の担い手として求められる活動を適切な態度で実践するために、薬剤師の活躍する臨床現場で必要な心構えと薬学的管理の基本的な流れを把握する。**
>
> （ガイドラインより抜粋）

〈概略評価表（例示）〉薬学実務実習に関する連絡会議　平成28年11月30日

観点	生命の尊厳と薬剤師の社会的使命及び社会的責任
アウトカム	生命の尊厳と薬剤師の社会的使命を自覚し、倫理的行動をする。 医療関係法規を遵守して、薬剤師としての責任を自覚する。
第4段階	患者・生活者に寄り添い、患者・生活者の利益と安全を最優先して行動する。 医療の中で薬剤師に求められる責任を自覚し、自らを律して行動する。さらなる患者ケアの向上に向けた自己啓発を行う。
第3段階	患者・生活者の視点に立つ。日常の学びを振り返り記録し、省察する。
第2段階	生命の尊厳を意識し、他者の人権を尊重する。 薬剤師としての義務及び法令を遵守する。患者・生活者のプライバシーを保護する。
第1段階	薬剤師としての義務及び個人情報保護に関して留意している。

（平成30年2月28日一部改訂）

[資料] 改訂モデル・コアカリキュラム（F薬学臨床）のSBOs

SBOs891　医療の担い手が守るべき倫理規範を遵守し、ふさわしい態度で行動する。（態度）
SBOs892　患者・生活者の基本的権利、自己決定権について配慮する。（態度）
SBOs893　薬学的管理を実施する際に、インフォームド・コンセントを得ることができる。（態度）
SBOs894　職務上知り得た情報について守秘義務を遵守する。（態度）
SBOs907　保険評価要件を薬剤師業務と関連付けて概説することができる。
SBOs908　薬局における薬剤師業務の流れを相互に関連付けて説明できる。
SBOs909　来局者の調剤に対して、処方せんの受付から薬剤の交付に至るまで継続して関わることができる。（知識・態度）
SBOs911　調剤業務に関わる法的文書（処方せん、調剤録等）の適切な記載と保存・管理ができる。（知識・技能）
SBOs912　法的根拠に基づき、一連の調剤業務を適正に実施する。（技能・態度）
SBOs913　保険薬局として必要な条件や設備等を具体的に関連付けて説明できる。

[資料] 改訂モデル・コアカリキュラム（A基本事項）（1）、（2）のSBOs

（1）薬剤師の使命

【①医療人として】
1. 常に患者・生活者の視点に立ち、医療の担い手としてふさわしい態度で行動する。（態度）
2. 患者・生活者の健康の回復と維持に積極的に貢献することへの責任感を持つ。（態度）
3. チーム医療や地域保健・医療・福祉を担う一員としての責任を自覚し行動する。（態度）
4. 患者・患者家族・生活者が求める医療人について、自らの考えを述べる。（知識・態度）
5. 生と死を通して、生きる意味や役割について、自らの考えを述べる。（知識・態度）
6. 一人の人間として、自分が生きている意味や役割を問い直し、自らの考えを述べる。（知識・態度）
7. 様々な死生観・価値観・信条等を受容することの重要性について、自らの言葉で説明する。（知識・態度）

【②薬剤師が果たすべき役割】
1. 患者・生活者のために薬剤師が果たすべき役割を自覚する。（態度）
2. 薬剤師の活動分野（医療機関、薬局、製薬企業、衛生行政等）と社会における役割について説明できる。
3. 医薬品の適正使用における薬剤師の役割とファーマシューティカルケアについて説明できる。
4. 医薬品の効果が確率論的であることを説明できる。
5. 医薬品の創製（研究開発、生産等）における薬剤師の役割について説明できる。
6. 健康管理、疾病予防、セルフメディケーション及び公衆衛生における薬剤師の役割について説明できる。
7. 薬物乱用防止、自殺防止における薬剤師の役割について説明できる。
8. 現代社会が抱える課題（少子・超高齢社会等）に対して、薬剤師が果たすべき役割を提案する。（知識・態度）

【③患者安全と薬害の防止】
1. 医薬品のリスクを認識し、患者を守る責任と義務を自覚する。（態度）
2. WHOによる患者安全の考え方について概説できる。
3. 医療に関するリスクマネジメントにおける薬剤師の責任と義務を説明できる。
4. 医薬品が関わる代表的な医療過誤やインシデントの事例を列挙し、その原因と防止策を説明できる。
5. 重篤な副作用の例について、患者や家族の苦痛を理解し、これらを回避するための手段を討議する。（知識・態度）
6. 代表的な薬害の例（サリドマイド、スモン、非加熱血液製剤、ソリブジン等）について、そ

I　概略評価を行う領域について（その1）　11

の原因と社会的背景及びその後の対応を説明できる。
7. 代表的な薬害について、患者や家族の苦痛を理解し、これらを回避するための手段を討議する。（知識・態度）

【④薬学の歴史と未来】
1. 薬学の歴史的な流れと医療において薬学が果たしてきた役割について説明できる。
2. 薬物療法の歴史と、人類に与えてきた影響について説明できる。
3. 薬剤師の誕生から現在までの役割の変遷の歴史（医薬分業を含む）について説明できる。
4. 将来の薬剤師と薬学が果たす役割について討議する。（知識・態度）

（2）薬剤師に求められる倫理観

【①生命倫理】
1. 生命の尊厳について、自らの言葉で説明できる。（知識・態度）
2. 生命倫理の諸原則（自律尊重、無危害、善行、正義等）について説明できる。
3. 生と死に関わる倫理的問題について討議し、自らの考えを述べる。（知識・態度）
4. 科学技術の進歩、社会情勢の変化に伴う生命観の変遷について概説できる。

【②医療倫理】
1. 医療倫理に関する規範（ジュネーブ宣言等）について概説できる。
2. 薬剤師が遵守すべき倫理規範（薬剤師綱領、薬剤師倫理規定等）について説明できる。
3. 医療の進歩に伴う倫理的問題について説明できる。

【③患者の権利】
1. 患者の価値観、人間性に配慮することの重要性を認識する。（態度）
2. 患者の基本的権利の内容（リスボン宣言等）について説明できる。
3. 患者の自己決定権とインフォームドコンセントの意義について説明できる。
4. 知り得た情報の守秘義務と患者等への情報提供の重要性を理解し、適切な取扱いができる。（知識・技能・態度）

【④研究倫理】
1. 臨床研究における倫理規範（ヘルシンキ宣言等）について説明できる。
2. 「ヒトを対象とする研究において遵守すべき倫理指針」について概説できる。
3. 正義性、社会性、誠実性に配慮し、法規範を遵守して研究に取り組む。（態度）

memo

Ⅱ 概略評価を行う領域について（その2）
～処方せんに基づく調剤、薬物療法の実践～

1. 実習におけるSTEPの考え方

　　本章においては、実習生に実習期間中に身につけて欲しい能力について、その修得の過程を4段階（STEP）に分けて、薬局での実際の業務に沿う形で、領域ごとに「パフォーマンス」として設定しています。

　　各STEPの想定は下表のとおりです。

表　各STEPの想定

STEP1	指導薬剤師のアドバイスを受けながら基本的な業務ができている。
STEP2	指導薬剤師のアドバイスを受けずに基本的な業務ができている。
STEP3	薬局業務の流れに沿って多くの業務の基本ができている。
STEP4	薬局業務の流れに沿った実務が行え、業務内容によっては秀でた対応ができる。

　　〈STEP1〉は、指導薬剤師のアドバイスを受けながら基本的な業務ができているレベルを想定しています。実習開始にあたっては、大学で薬学共用試験に合格し、基本的な知識と技能は修得していますが、改めて、実習生ごとに薬局での実際の業務を学習する準備ができているレベルにあるかどうかを必ず評価・確認してから始めてください。〈STEP1〉に届かない実習生には、大学での学習を復習させ、実際の調剤や服薬指導等の業務を開始する準備学習をまず行う必要があります。

　　〈STEP4〉は薬剤師として業務が行えるレベルの段階として位置付けており、実習において必ずしも〈STEP4〉に到達することを求めるものではありません。**〈STEP3〉への到達を目指して**実習を進めてください。

2. 本章の構成（全体）

　　本章では、改訂コアカリ【F薬学臨床】の中項目の【(2)処方せんに基づく調剤】と【(3)薬物療法の実践】にあたる範囲を、薬局での実際の業務にあわせてA～Dの4つの領域に分けています。

　　　A. 保険調剤ができる《医薬品の調製》
　　　B. 保険調剤ができる《処方監査・医療安全》
　　　C. 保険調剤ができる《服薬指導》
　　　D. 処方設計と薬物療法《薬物療法の実践》

　　そのうえで、領域（A～D）ごとに、各STEPで何ができていれば良いかの標準を示す、【パフォーマンスレベル表】を作成しました（p.26参照）。

　　この【パフォーマンスレベル表】に沿って指導計画を立案し、実習生を評価でき

るよう、STEPごとに設定した「目標ア」とその「パフォーマンスレベルイ」に到達するための、1つあるいは複数の「具体的目標ウ」を定め、それに到達しているか、また到達するまでに何が足りないのか等を確認（伸長度の確認エ）するために、「視点オ」、「評価の基準カ」、「チェックポイントキ」を具体的に示しました（図1）。

実習の進め方については、以前のコアカリではSBOを中心に組み立てるものでしたが、改訂コアカリに基づく実習では、OBEの考え方に基づいて複数のSBOをパフォーマンスとして総合的に評価することで、その実習生が目指す目標の**どのレベルに達しているか**、実習の進行に応じてきちんと**ステップアップしているか**、を定期的に確認しながら実習を進めていきます。

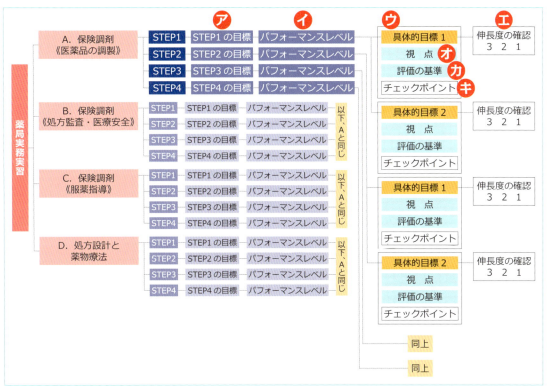

図1　全体の構成：各STEPの目標・パフォーマンスレベル・具体的目標・伸長度の確認・視点・評価の基準・チェックポイントの関係

3. 本章の構成（各ページ）と使い方

「領域A」の「STEP2」を例に説明します。

A 保険調剤ができる《医薬品の調製》

実践編Ⅱ

STEP 4　　STEP 3　　**STEP 2**　　STEP 1

─ A-STEP2 ─

❶
目標

工夫が必要な調製・調剤ができる

❷

パフォーマンスレベル

一般的な計数・計量調剤や調剤上の工夫等の対応ができている。また、医薬品の性質を理解し、薬局の管理手順に従い供給・管理ができている。

❸
具体的目標

1 実習施設内で扱うすべての処方箋についてある程度スムーズな流れで計数・計量調剤ができる。

2 緊急時を含めて、医薬品を適切に供給し、麻薬・向精神薬等についても正しく保管できる。

❶「STEP ○の目標」
- 各STEPにおいて実習生が目指す目標です。
- 以下の**❷**「パフォーマンスレベル」は「できている状態」で表しています。そのため本書では、目標の語尾を「〜できる」の表現で統一しています。

❷「パフォーマンスレベル」
- 各STEPの目標をより具体的に、行動（パフォーマンス）の状態（レベル）として表したもので、複数の要素から構成されています。
- 実習開始前に、ステップアップの過程をこのパフォーマンスレベルで実習生に提示

しておくことが大切です（p.26の【パフォーマンスレベル表】を活用）。実習生にとって、自分の成長の過程をあらかじめ知っておくことは学習への動機づけになります。
※パフォーマンスレベル（performance level）は「PL」と略して表現することもあります。

❸「具体的目標」
- パフォーマンスレベルを構成する各要素のパフォーマンスを具体化したものです。
- 「具体的目標」について、目標への到達度、実習生の伸長度を確認しつつ、次のSTEPに進めるかどうかを判断して実習を進めてください。

具体的目標1 実習施設内で扱うすべての処方箋について
ある程度スムーズな流れで計数・計量調剤ができる。

❹ 伸長度の確認

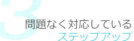

3 問題なく対応している ステップアップ
2 アドバイスが必要ではあるが、基本的に対応している
1 常にアドバイスを受けて対応している

❺
◆視点　正確で円滑な調剤
評価の基準：すべての処方箋に対して流れに沿って調剤を行うことができているか。

❻
◆チェックポイント
- 業務手順書を確認しながら一連の調製ができる。
- 薬歴に記録された内容を参照し、それに応じた調製ができる。
- 処方箋の指示により一包化・粉砕等の調製ができる。
- 計量混合の可否を適正に判断し、実施できる。
- 5種類以上の医薬品で構成される処方について調製できる。　等

❼
実習の意義＆ねらい（学んでもらいたいこと）

一連の調剤業務全般を円滑に実施できるようになる。技術面についても繰り返し実施することで上達を目指す。

❽
実習の例示

STEP1より複雑な処方箋（一包化、粉砕、散剤・軟膏剤の計量混合を含む）を用いて、薬歴を確認しながら実際の調剤を行う。なるべく基本的な処方箋を選択する。

❾
[資料] 改訂モデル・コアカリキュラム（F薬学臨床）のSBOs
SBOs933　主な医薬品の一般名・剤形・規格から該当する製品を選択できる。（技能）
SBOs934　適切な手順で後発医薬品を選択できる。（知識・技能）

❹「伸長度の確認」

- 具体的目標への到達度、実習生の伸長度を測定するための尺度です。
- 指導薬剤師は、責任ある主観で判断してください。

❺「視点」と「評価の基準」

- 具体的目標について、実習生の伸長度を確認するための着眼点と指標です。
- 伸長度を確認する際に用います。

❻「チェックポイント」

- 具体的目標への到達度、実習生の伸長度を確認する際に、どのような点を確認すれば良いかの具体例です。あくまで例示ですので、本書に示したもの以外でも、各実習施設に応じて指導薬剤師が確認するようにしてください。なお、これは一例であり、チェックポイントの記載内容をすべてクリアすれば具体的目標に達するということではありません。
- 実習生の伸びが思わしくないときなどに「何がまだできていないか」をチェックし、原因の特定などに用います。パフォーマンスレベルに到達しているかどうかは、実習生の行動を観察しながら、指導薬剤師が責任ある主観で判断してください。
- 実習生にアドバイスをする際には、チェックポイントを参考にしながら「○○○をもう少し頑張ると良いよ」と、具体的に伝えます。そうすることで次の目標が明確になり、自身の壁に立ち向かっていく原動力になります。

❼「実習の意義＆ねらい」

- 実習生は、ややもすると自身の技能などを伸ばすことに集中するあまり、何のために学んでいるのか、実習の目的を忘れがちになります。あるいは逆に、指導薬剤師も指導に熱心になりすぎるあまり、同様の状況に陥ってしまうこともありえます。それを避けるために、各STEPの「具体的目標」ごとに「実習の意義＆ねらい」を示しました。
- 「何のために学ぶのか」、「後の実習の何につながるのか」を、実習の初期段階（STEP1）から実習生に意識させ、実習が単なる知識・技能の習得ではないことを理解させることで、高いモチベーションをもって実習に臨むことを意図しています。

❽「実習の例示」

- 指導者が実習計画を立てる際のヒントとなるよう、方略の一例を示しました。具体性に欠けている箇所もあり、不親切に見えるかもしれませんが、実習施設の状況に応じて自由度の高い指導計画が立てられるよう、可能な限り簡素な表現としました。例示にこだわらず、実習生の能力に応じた最適な学習環境を考えてください。
- 実習生の能力は十人十色です。個々の能力に合わせて最も適当な方略を選んで指導してください。方略は学習方法だけではありません。関わる人（薬局内スタッフをはじめ、患者、処方医、看護師、ケアマネジャー、MR、MSなど）、物（一般用医薬品等の教材となるもの）、場所（場面）や順序（繰り返し学習を含む）も含まれます。それでもなかなか伸びないときは、さまざまな角度から原因がどこ

にあるのかを考えてください。修正して再挑戦するのも目標到達への近道になります。

❾「**改訂モデル・コアカリキュラム（F薬学臨床）のSBOs**」
- 参考までに、「具体的目標」に包含されている改訂コアカリのSBOsを資料として付記しました。

使い方のまとめ

　　指導薬剤師は、【パフォーマンスレベル表】に沿って、A～Dの各領域を横断的に体験できるような方略を立案してください。その際は、「具体的目標」ごとに示している「実習の意義＆ねらい」および「実習の例示」を参考としてください。

　　実習は、「パフォーマンスレベル」、「具体的目標」に基づき、実習生の伸長度を確認しながら進めます。「伸長度の確認」を行う際には、各STEPの「具体的目標」の「視点」、「評価の基準」を参考にしながら、「具体的目標」の到達度を3段階で確認します。このようにして、実習生が次のSTEPに進めるかどうかを判断しながら実習を進めてください。なお、必要に応じて「チェックポイント」も参考にしてください。

4. 実習の進め方

　　改訂コアカリに基づく実習で重要なのは、実際の患者・来局者に対して**実践的な臨床対応能力を身につける参加・体験型の実習**であることです。

　　実習生の能力に応じて、できるだけ早い段階から患者・来局者に関わらせ、【パフォーマンスレベル表】に基づき、各STEPの「実習の意義＆ねらい」、「実習の例示」を活用して、参加・体験型の方略を立案してください。また、ABCDの4つの領域ごとに分けて学習するのではなく、日々の業務の中で、一連の作業を総合的・横断的に経験する学習を繰り返すことによってパフォーマンスを上げていくとの意識を持つようにしてください。

　　領域「D薬物療法の実践」は、収集した情報と記録されている情報を分析・解析することから始まりますので、まず領域ABCからスタートし、実習生の伸長度・目標への到達度を見ながら領域DのSTEP1に進めていくのが良いでしょう。

　　具体的には、STEP1での実習生の伸長度・目標への到達度を確認し、概ね目標に到達していればSTEP2に進みます。STEP2でもSTEP1と同様に、実習生の伸長度・目標への到達度を確認しながら実習を進めますが、あわせてSTEP3にもトライさせ、STEP2および3を繰り返し体験させながら総合的に実習を進めます。

　　なお、STEP4のパフォーマンスレベルは薬剤師として業務が行えるレベルとして位置付けているため、実習では必ずしもSTEP4に到達することを求めるものではありません。**STEP3への到達を目指して**実習を進めてください。

Ⅱ　概略評価を行う領域について（その2）　19

実習期間中のステップアップのイメージ

実習期間中のステップアップのイメージを次の**図2**に示します。

領域「A医薬品の調製」、「B処方監査・医療安全」、「C服薬指導」は、実習がスタートしたら**ほぼ同時に始める**と考えてください。バラバラに行うのではなく、**一連の業務の流れの中**で、実習早期からできるだけ多く体験させるようにしてください。

領域「D薬物療法の実践」のSTEP1の目標「医薬品情報や患者情報から治療の問題点を認識する」は、早期から取り組むのは少し難しいと考えられるため、患者応対に**慣れてきたところで領域DのSTEP1についても取り組ませる**ようにしてください。具体的に「どの時期から」という点については、実習生の能力に応じてそれぞれ指導薬剤師が判断するものですが、**基本的に領域Dは領域A〜Cより少し遅れてスタート**するとの考え方です。

そして**実習の後半では**、より安全・適正な薬物療法の実践へとステップアップしていくことから、必然的に**領域「B処方監査・医療安全」、「D薬物療法の実践」に重点がおかれます**。これらの領域に十分に時間をかけられるような方略を立案してください。

実習期間中のステップアップ目安（例示）

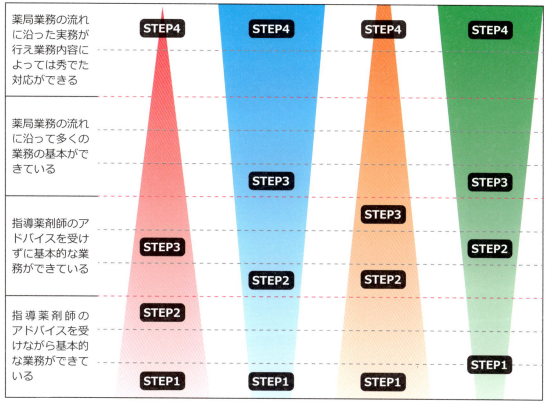

【各STEPの目標】

A STEP1　基本的な医薬品の調製・管理ができる
A STEP2　工夫が必要な調製・調剤ができる
A STEP3　患者の状況に合わせた調剤ができる
A STEP4　より本格的な医薬品の調製や供給・管理ができる
B STEP1　基本的事項に留意し、医療安全に配慮した処方箋及び調剤薬の監査ができる
B STEP2　医薬品情報に基づいて調剤薬の監査ができる
B STEP3　患者情報に基づいて処方内容の監査ができる
B STEP4　医療安全の視点を考慮し、患者の状態を評価した上で監査ができる
C STEP1　基本的な患者対応及び情報収集と処方解析ができる
C STEP2　基本的な服薬指導ができる
C STEP3　代表的な疾患の治療に関して、薬学的知見に基づいた服薬指導が実践できる
C STEP4　個々の患者の視点にたった服薬指導ができる
D STEP1　医薬品情報や患者情報から治療の問題点を認識する
D STEP2　医薬品情報と患者情報を合わせた解析ができる
D STEP3　薬物治療に関する基本的な評価と提案ができる
D STEP4　薬物治療の経過に応じた対応ができる

図2　実習期間中のステップアップ目安（例示）

11週間のスケジュールのイメージ

　図2のステップアップイメージに則った【11週間のスケジュール（例示）】を巻末資料に掲載しました。

　これはあくまで一例であり、個々の実習生の能力に応じてスケジュールは異なります。また実習生の伸長度に応じて柔軟に変更していく必要もあります。

　なお、巻末資料では、すべての領域が11週目にSTEP4となっていますが、先述したようにSTEP4は薬剤師として業務が行えるレベルであり、実習で必ずしもSTEP4に到達することを目指すものではありません。実習では到達の目標をSTEP3においていますので、STEP4は、実習生が早くSTEP3に到達した場合にさらに目指すものとして設定しています。より高いレベルを目指せる状況であれば、STEP4を目指して実習を進めてください。

　指導薬剤師は、巻末資料の例示を参考にしつつ、実習生の能力に応じ、工夫して指導計画を立案してください。

5. 参加・体験型実習を進めるうえでのポイント

①実習により身につけることを目指す薬局薬剤師の資質（パフォーマンス）を実習生に示す

- 【パフォーマンスレベル表】の活用（STEP3以上を目指そう！）。
- 繰り返し実習を行い、体験を通じて学びながら学習内容を振り返り（省察）、ステップアップしていくことを示す。
- ABCDの領域ごとに学習するのではなく、一連の業務を通じて総合的・横断的にパフォーマンスを上げていく。

> **Point**
> - 失敗を恐れず、積極的に患者に応対するよう背中を押し、未熟な点は指導薬剤師がフォローする。
> - 患者にとっては、白衣を着ていれば実習生も薬局の一員と見なされることを自覚させる。

②施設環境の把握

- 見学や説明に長い時間をかけるより、実際に業務を行わせてみながら施設環境を確認・把握させることが重要（参加・体験型）。
  - （例）業務の流れの把握
    - 在庫医薬品、商品の陳列、情報ツールなどの状況の把握
    - 患者・来局者への対応やその流れの把握　等
- 実習生の行動を観察し、その時点のパフォーマンスの程度を確認する（薬局での実際の業務を学習する準備ができているレベルにあるかどうかの確認）。
  - （例）患者・来局者対応をさせてみて、どの程度の対応能力を持っているかを確

認する（初日からでも対応させてみる）
- 実習生がどの程度の能力を持っているかを早い段階で確認することで、実習生それぞれの能力に応じた方略の検討・立案を行う。

> **Point**
> - 実習の主たる目的は「大学で学んだことを患者・来局者にどのように応用するかを学ぶこと」であり、薬局はその「場」であることを念頭に置く。
> - 早期から体験を重ねさせることで実習生の不得意な分野が早く確認できるので、その後のスケジュールの時間配分に反映させる。

③スケジュールの作成と目標の共有

- 実習開始後、当面（1〜4週ごろ）は、領域「A医薬品の調製」、「B処方監査・医療安全」、「C服薬指導」（Cには来局者対応も含む）をほぼ同時に開始する（代表的な疾患（8疾患）を念頭において処方箋を選択する）。
  （例）来局者が少ない時間帯には来局者対応
  　　　混雑時には調製や監査（単なる計数調剤ではなく、患者情報に基づいて行う）
- 実習スケジュールは実習生と共有するとともに（巻末資料の例示を活用）、実習早期段階で取組む各領域（目安：領域ABCのSTEP1および2）の「目標」と「具体的目標」、「実習の意義＆ねらい」についても共有し、確認する。
- STEP1では、実習生の能力によってはすぐに目標に到達することもあるため、スケジュールは柔軟に検討する。

> **Point**
> - 「実習の意義＆ねらい」や「実習の例示」を参考にしながら、実習生の能力および実習施設の状況に応じて実習を行い、実習生の「気づき」をうまく引き出すことが重要。
> - 実習生には、処方から推定できる適応疾患や病状などを常に考えさせる。

④ポイント（まとめ）

　実習は、実習施設の一連の業務の中で進められます（状況的学習）。そのため、実習生は指導薬剤師やその他のスタッフと協働しながらパフォーマンスを身につけていくことが重要です。

　指導薬剤師は、実習生が担当する患者の選択にあたっては、「代表的な疾患（8疾患）」を念頭におくようにしてください。また、実習に協力的な患者を考慮する必要もあります。実習においては、何よりも「できないからさせてみる、考えながらさせてみる」という姿勢が指導薬剤師には必要です。

　実習の中〜後期には、患者の視点に立った薬剤師業務が行えることを目標として、実習生には服薬指導、薬物療法の実践を中心に学ばせるようにし、薬学的知見に基づく服薬指導と薬物療法の解析・評価、処方設計・処方提案が実践できるような、より高いパフォーマンスの獲得を目指してください。

Pointのまとめ

- 事前学習の成果の確認（実習開始時の実習生の能力の確認）。
- 学習の場（実習施設）の状況の把握（説明ではなく、体験で把握させる）。
- 業務は作業を学ぶのではなく、意義を理解させる。
- 対人業務の繰り返し学習（患者・来局者を知ることが必要）。
- 必要に応じて、振り返り学習（自習も活用する）。
- 成長の過程の評価（実習生の成長は均一ではない）。
- 個々の実習生に合ったテーマを選択し、どのような繰り返し実習がステップアップに効果的かを考える（得意分野を伸ばしつつ、不得意分野をしっかり学習させる）。
- 実習生も実習施設（薬局）の一員であることを認識させ、指導薬剤師やその他のスタッフと協働しながら実習生自らのパフォーマンスを上げていくこと（より深い学習をしていくこと）の自覚を促す。
- 実習施設のスタッフ全員による評価（より客観的な評価）。
- 評価は定期的に繰り返し行う（PNP[1]や1分間指導法[2]で）。
- 実習生同士でも評価をさせる（必要に応じて指導薬剤師も加わる）。
- SBOsはチェックポイントとして活用する。

[1]PNP：ポジティブ・ネガティブ・ポジティブでのフィードバック法。

[2]1分間指導法：5ないし6のステップで行う短時間でできる効果的な指導法（以下は6ステップのもの）。

STEP 1：Get a commitment（学習者の考えを聴く）

STEP 2：Probe for supporting evidence（学習者が述べる根拠を聴く）

STEP 3：Teach general rules（一般論を示す）

STEP 4：Reinforce what was done right（できたことを強化する）

STEP 5：Correct mistakes（誤りを正す）

STEP 6：Identify next learning steps（さらなる学習を勧める）

本書における用語について

代表的な疾患（8疾患）：がん、高血圧症、糖尿病、心疾患、脳血管障害、精神神経疾患、免疫・アレルギー疾患、感染症

単純な処方箋 ：①処方内容を構成する医薬品の数が2～3種類と少ない処方
②1つの疾患に対する処方（合併症など、複数の疾患は除く）

基本的な処方箋：代表的な8疾患を含むことが望ましい

memo

日本薬剤師会が設定した各STEPにおけるパフォーマンスレベル

	目標	STEP 4	STEP 3
A **保険調剤ができる** **（医薬品の調製）**	より本格的な医薬品の調製や供給・管理ができる	アドヒアランスを考慮し、新たに収集した患者情報や薬歴等を参照して医薬品の調製ができている。また、薬局で使用されるすべての医薬品やその他のアイテムを適切な手順で記録し、保管できている。	複雑な処方箋であっても再現性よく、スムーズかつ正確な調剤ができている。個々の患者の病状や状態を確認し、調剤上の工夫を提案できている。また、薬局で使用されるすべての医薬品を適切な手順で記録し、保管ができている。
B **保険調剤ができる** **（処方監査・医療安全）**	医療安全の視点を考慮し、患者の状態を評価した上で監査ができる	患者の病状の経過・生活環境・ナラティブを考慮しながら、処方の妥当性を判断できている。必要に応じて、医療安全の見地からより適切な処方設計の提案ができている。	収集した患者情報（面談・薬歴・お薬手帳等）から得られた情報と薬学的知見を統合して処方内容の監査ができている。必要に応じて、自らの判断で多職種に情報提供ができている。インシデント事例発生後の対応について考察できている。
C **保険調剤ができる** **（服薬指導）**	個々の患者の視点にたった服薬指導ができる	個々の患者の身体状況や生活環境等、情報収集した内容を分析し、その結果から指導に必要な事項を導き出し、その患者に最適な服薬指導を行える。さらに収集した情報を検討して薬歴に記録し、薬物療法に活用できている。	過去の記録、最新の医薬品情報および患者との面談から得た情報を基に指導に必要な項目を抽出・分析し、服薬指導時に活用できている。
D **処方設計と薬物療法** **（薬物療法の実践）**	薬物治療の経過に応じた対応ができる	薬物治療に関する経過モニタリングを基に患者の状況を総合的に判断して適切な対応ができ、より治療効果の高い処方提案ができている。	薬歴や服薬指導を通して、薬物療法の効果を評価し問題点（副作用など）を発見・抽出し、対応策の提案を実践できている。また、それらの内容を他の薬剤師と共有するための記録が適切に実施できている。

このパフォーマンスレベル表は、薬学実務実習連絡会議にて、同会議が示した「薬学実務実習の評価の観点

STEP 2	STEP 1	該当する 連絡会議「評価の観点」	該当する 改訂コアカリ項目
一般的な計数・計量調剤や調剤上の工夫等の対応ができている。また、医薬品の性質を理解し、薬局の管理手順に従い供給・管理ができている。	基本的な処方箋の計数・計量調剤ができている。また、医薬品の供給について薬局内の基本的な医薬品の在庫管理ができている。	処方せんに基づく医薬品の調製 医薬品の供給と管理	(2) 処方せんに基づく調剤 ③処方せんに基づく 　医薬品の調製 (2) 処方せんに基づく調剤 ⑤医薬品の供給と管理
基本的な医薬品情報および患者情報に基づいて、すべての処方箋と調剤薬に関して適切な監査ができ、必要に応じて疑義照会が実践できている。またインシデント事例に基づいた防止策の提案ができている。	実習施設内の医療安全管理指針等に基づき、単純な処方箋について記載上の不備を指摘し、疑義照会すべき内容とその手順を把握し指導薬剤師の助言に基づいて実践できている。	処方監査と疑義照会 安全管理	(2) 処方せんに基づく調剤 ②処方せんと疑義照会 (2) 処方せんに基づく調剤 ⑥安全管理
患者と面談し収集した情報やさまざまな情報源から必要な項目を抽出でき、さらに服薬指導時に活用できている。その結果を適切に記録できている。	コミュニケーションの基本に基づき、患者から薬物治療に係る基本的な情報を収集し、薬物治療に係る基本情報を患者に提供できている。	患者・来局者応対、情報提供・教育 患者情報の把握 医薬品情報の収集と評価・活用	(2) 処方せんに基づく調剤 ④患者・来局者応対、 　服薬指導、患者教育 (3) 薬物療法の実践 ①患者情報の把握 (3) 薬物療法の実践 ②医薬品情報の収集と 　活用
収集した患者情報および処方内容から薬物療法に係る基本的情報の加工ができ、医薬品情報や治療ガイドラインを参考にして、基本的な処方の想定と実際の処方内容から病態を確認できている。	薬物療法の有効性、服薬状況などの基本的な安全性の問題点を認識し、一連の情報を整理できている。	医薬品情報の収集と評価・活用 薬物療法の問題点の識別と処方設計及び問題解決 薬物療法の効果と副作用モニタリング	(3) 薬物療法の実践 ②医薬品情報の収集と 　活用 (3) 薬物療法の実践 ③処方設計と薬物療法の 　実践（処方設計と提案） (3) 薬物療法の実践 ④処方設計と薬物療法の 　実践（薬物療法におけ 　る効果と副作用の評価）

（例示）」別添「概略評価表（例示）」との整合が確認されています。

memo

A 保険調剤ができる《医薬品の調製》

STEP 4　　STEP 3　　STEP 2　　**STEP 1**

━━ A-STEP 1 ━━

目標

基本的な医薬品の調製・管理ができる

パフォーマンスレベル
基本的な処方箋の計数・計量調剤ができている。また、医薬品の供給について薬局内の基本的な医薬品の在庫管理ができている。

具体的目標

1 単純な処方箋について計数・計量調剤ができる。

2 実習施設での基本的な医薬品の供給および管理ができる。

本書における用語について

単純な処方箋　：①処方内容を構成する医薬品の数が2〜3種類と少ない処方
　　　　　　　　②1つの疾患に対する処方（合併症など、複数の疾患は除く）
基本的な処方箋：代表的な8疾患（がん、高血圧症、糖尿病、心疾患、脳血管障害、精神神経疾患、免疫・アレルギー疾患、感染症）を含むことが望ましい

Ⅱ　概略評価を行う領域について（その2）　29

具体的目標1 単純な処方箋について計数・計量調剤ができる。

実践編II
Ａ
保険調剤ができる《医薬品の調製》
step 1

伸長度の確認

3 問題なく対応している
ステップアップ

2 アドバイスが必要ではあるが、基本的に対応している

1 常にアドバイスを受けて対応している

◆**視点** **基本的な処方箋の調剤**

　評価の基準：基本的な処方について、実践的な保険調剤を行うことができているか。

◆**チェックポイント**

- 2～3種類で構成される処方（以下、単純な処方箋）について調製できる。
- 薬剤服用歴管理の記録（以下、薬歴）に基づいて、患者に応じた医薬品の選択や薬袋への記載、記載内容の確認ができる。
- 薬歴の記録に基づいて後発医薬品（ジェネリック医薬品）への変更調剤ができる。
- 特別な注意を要する医薬品（劇薬、毒薬、麻薬、向精神薬、抗悪性腫瘍薬等。ただしここでは麻薬を除く）の調製と適切な取扱いができる。
- 薬事関係法規に基づいた調製業務全般の基本ができる。等

実習の意義＆ねらい（学んでもらいたいこと）

　単純な処方箋で経験を積むことによって調剤に慣れる。早期に調剤業務全体の基本的な流れを把握し、調剤された医薬品を最終的に患者が治療のために使用することを認識し、責任をもって調剤を行う。

実習の例示

　　単純な処方箋の中から簡単な処方内容のものを選択し、それについて調剤を行う。可能な限り多くの処方箋で、繰り返し体験する（基本的な処方箋を含むことが望ましい）。

［資料］改訂モデル・コアカリキュラム（F薬学臨床）のSBOs
SBOs924　薬歴、診療録、患者の状態から判断して適切に疑義照会ができる。（技能・態度）
SBOs933　主な医薬品の一般名・剤形・規格から該当する製品を選択できる。（技能）
SBOs934　適切な手順で後発医薬品を選択できる。（知識・技能）
SBOs935　処方せんに従って計数・計量調剤ができる。（技能）
SBOs942　特別な注意を要する医薬品（劇薬・毒薬・麻薬・向精神薬・抗悪性腫瘍薬等）の調剤と適切な取扱いができる。（知識・技能）

30

具体的目標2　実習施設での基本的な医薬品の供給および管理ができる。

伸長度の確認
- **3** 問題なく対応している **ステップアップ**
- **2** アドバイスが必要ではあるが、基本的に対応している
- **1** 常にアドバイスを受けて対応している

◆**視点**　基本的な医薬品の管理業務の体験
　評価の基準：実習施設での医薬品の供給・管理に関する一般的な作業を適切に行うことができているか。

◆**チェックポイント**
- 採用薬の発注が適切にできる。
- 調剤室内の在庫医薬品の補填・管理（棚入れ）が適切にできる。
- 薬事関連法規等に基づいて適正に医薬品の管理ができる。
- 医療安全（医薬品の安全使用のための業務手順書）に基づいた医薬品の在庫管理（検品作業等）ができる。等

実習の意義＆ねらい（学んでもらいたいこと）

実習施設における医薬品供給の流れに沿って、医薬品の供給、保管（法の下での業務であることを踏まえ）を体験することで、業務の意義と全体像を把握する。医薬品という特性上、棚入れや在庫管理・検品作業が通常の小売業とは異なり、規格・包装単位や配送時の品質などの確認が重要であることを理解する。

実習の例示
実際に実習施設で医薬品の在庫点検、卸への発注・検品や、棚入れの作業が行われるたびに、職員と一緒に業務を体験する。随時、繰り返し体験する。

[資料]改訂モデル・コアカリキュラム（F薬学臨床）のSBOs
- SBOs967　医薬品の供給・保管・廃棄について適切に実施できる。（知識・技能）
- SBOs968　医薬品の適切な在庫管理を実施する。（知識・技能）
- SBOs969　医薬品の適正な採用と採用中止の流れについて説明できる。
- SBOs970　劇薬・毒薬・麻薬・向精神薬および覚醒剤原料の適切な管理と取り扱いができる。（知識・技能）

実践編Ⅱ　A　保険調剤ができる《医薬品の調製》　step 1

memo

A 保険調剤ができる《医薬品の調製》

STEP 4 　　STEP 3 　　**STEP 2** 　　STEP 1

A-STEP 2

目標

工夫が必要な調製・調剤ができる

パフォーマンスレベル
一般的な計数・計量調剤や調剤上の工夫等の対応ができている。また、医薬品の性質を理解し、薬局の管理手順に従い供給・管理ができている。

具体的目標

1 実習施設内で扱うすべての処方箋についてある程度スムーズな流れで計数・計量調剤ができる。

2 緊急時を含めて、医薬品を適切に供給し、麻薬・向精神薬等についても正しく保管できる。

実践編Ⅱ A 保険調剤ができる《医薬品の調製》 step 2

Ⅱ　概略評価を行う領域について（その2）　33

具体的 目標1　実習施設内で扱うすべての処方箋について ある程度スムーズな流れで計数・計量調剤ができる。

伸長度 の 確認

3 問題なく対応している ステップアップ

2 アドバイスが 必要ではあるが、 基本的に対応している

1 常にアドバイスを 受けて対応している

実践編II　A　保険調剤ができる《医薬品の調製》step 2

◆**視点　正確で円滑な調剤**

　評価の基準：すべての処方箋に対して流れに沿って調剤を行うことができているか。

◆**チェックポイント**

- 業務手順書を確認しながら一連の調製ができる。
- 薬歴に記録された内容を参照し、それに応じた調製ができる。
- 処方箋の指示により一包化・粉砕等の調製ができる。
- 計量混合の可否を適正に判断し、実施できる。
- 5種類以上の医薬品で構成される処方について調製できる。　等

実習の意義＆ねらい（学んでもらいたいこと）

　一連の調剤業務全般を円滑に実施できるようになる。技術面についても繰り返し実施することで上達を目指す。

実習の例示

　STEP1より複雑な処方箋（一包化、粉砕、散剤・軟膏剤の計量混合を含む）を用いて、薬歴を確認しながら実際の調剤を行う。なるべく基本的な処方箋を選択する。

[資料]改訂モデル・コアカリキュラム（F薬学臨床）のSBOs
　SBOs933　主な医薬品の一般名・剤形・規格から該当する製品を選択できる。（技能）
　SBOs934　適切な手順で後発医薬品を選択できる。（知識・技能）
　SBOs935　処方せんに従って計数・計量調剤ができる。（技能）
　SBOs936　錠剤の粉砕、およびカプセル剤の開封の可否を判断し、実施できる。（知識・技能）
　SBOs937　一回量（一包化）調剤の必要性を判断し、実施できる。（知識・技能）
　SBOs938　注射処方せんに従って注射薬調剤ができる。（技能）
　SBOs939　注射剤・散剤・水剤等の配合変化に関して実施されている回避方法を列挙できる。
　SBOs940　注射剤（高カロリー輸液等）の無菌的混合操作を実施できる。（技能）
　SBOs942　特別な注意を要する医薬品（劇薬・毒薬・麻薬・向精神薬・抗悪性腫瘍薬等）の調剤と適切な 取扱いができる。（知識・技能）

具体的目標2　緊急時を含めて、医薬品を適切に供給し、麻薬・向精神薬等についても正しく保管できる。

伸長度の確認　3 問題なく対応している ステップアップ　2 アドバイスが必要ではあるが、基本的に対応している　1 常にアドバイスを受けて対応している

◆**視点**　在庫不足への対応や法令に基づく文書の確認と記載及び保管
　評価の基準：在庫不足等の緊急時の補給や、薬事関連法規に基づいた法的文書の確認・記載、保管が、麻薬・向精神薬等を含め、適切に実施できているか。

◆**チェックポイント**
- 入庫・出庫管理ができる。
- 在庫不足等において、地域内の連携を活用した医薬品の充当ができる。
- 麻薬・向精神薬等の適切な保管ができる。
- 在庫不足等の緊急時の対応ができる。
- 薬事関連法規に規定された法的文書等を確認し、その記載及び保管ができる。

実習の意義＆ねらい（学んでもらいたいこと）
STEP1で修得した実習施設の医薬品管理を実践しつつ、特別な管理が必要な麻薬・向精神薬などの医薬品を正しく保管し、入出庫の記録をつけることができるようになること。適正な供給の意義と方法を学び、他施設との連携の意義とその重要性を理解する。

実習の例示
供給・管理・保管の例
- 直ちに服用しなければならない医薬品が処方され、実習施設において即時調剤できない場合の対応を体験する（他施設との連携を含む）。
- 劇薬、毒薬、麻薬、向精神薬および覚醒剤原料や特定生物由来製品などの特別な管理が必要な医薬品を正しく保管し記録をつける。

[資料] 改訂モデル・コアカリキュラム（F薬学臨床）のSBOs
- SBOs967　医薬品の供給・保管・廃棄について適切に実施できる。（知識・技能）
- SBOs968　医薬品の適切な在庫管理を実施する。（知識・技能）
- SBOs969　医薬品の適正な採用と採用中止の流れについて説明できる。
- SBOs970　劇薬・毒薬・麻薬・向精神薬および覚醒剤原料の適切な管理と取り扱いができる。（知識・技能）
- SBOs971　特定生物由来製品の適切な管理と取り扱いを体験する。（知識・技能）

実践編Ⅱ　A　保険調剤ができる《医薬品の調製》step 2

Ⅱ　概略評価を行う領域について（その2）　35

memo

A 保険調剤ができる《医薬品の調製》

STEP 4 　　STEP 3 　　STEP 2 　　STEP 1

━━ A-STEP 3 ━━

目標

患者の状況に合わせた調剤ができる

パフォーマンスレベル

複雑な処方箋であっても再現性よく、スムーズかつ正確な調剤ができている。個々の患者の病状や状態を確認し、調剤上の工夫を提案できている。また、薬局で使用されるすべての医薬品を適切な手順で記録し、保管ができている。

具体的目標

1 患者の病態を考慮した調剤上の工夫を提案し、複雑な処方箋の計数・計量調剤が何度も同じように（再現性のある）素早く正確にできる。

2 医薬品の供給・管理業務の意義や目的をきちんと認識し、業務に適切に反映できる。

実践編Ⅱ　A　保険調剤ができる《医薬品の調製》　step 3

Ⅱ　概略評価を行う領域について（その2）　**37**

具体的目標1
患者の病態を考慮した調剤上の工夫を提案し、複雑な処方箋の計数・計量調剤が何度も同じように（再現性のある）素早く正確にできる。

伸長度の確認

3 問題なく対応している
到達目標水準

2 アドバイスが
必要ではあるが、
基本的に対応している

1 常にアドバイスを
受けて対応している

基本的にはSTEP3で最終確認します。学生の伸長度合によって、STEP4に進んでください。

（左端縦書き） 実践編II A 保険調剤ができる《医薬品の調製》 step 3

◆視点　患者の病態を考慮した調剤
評価の基準：すべての処方箋に対して、患者の病態を考慮した調剤が再現性をもって正確に、かつ円滑に実施できているか。

◆チェックポイント
- 業務の流れに即してスムーズな調製ができる。
- 再現性のある調製ができるために、調製方法等の情報を、適切に調剤録・薬歴に記録できる。
- 患者の精神的・身体的状況に合わせた調製方法を提案できる。
- 患者の病状に合わせた調製方法や剤形の変更等を提案し実施できる。等

実習の意義＆ねらい（学んでもらいたいこと）
　患者の背景や生活習慣、心理状態などを考慮し、「調剤上の工夫ができないか」と考え、状況に応じた対応ができるようになる。

　STEP2までに学んだ知識に関し、その意味づけ（解釈）と結び付け（統合化）ができるようになること。また、領域「C服薬指導」や「D薬物療法の実践」、「E在宅医療」と併せて服薬指導や患者モニタリングで得られた情報を常に活用し、調剤業務が薬物治療と結びつくように意識して行動する。

実習の例示
　基本的な処方箋で、患者の薬歴の記録内容を検討し、剤形の変更や一包化・粉砕など、患者にとって必要な調剤上の工夫を自らが考え、指示に従って実行する。これらの検討結果を考えさせ、調剤上必要な工夫を提案することも体験する（少数例でも良い）。

［資料］改訂モデル・コアカリキュラム（F薬学臨床）のSBOs
SBOs933　主な医薬品の一般名・剤形・規格から該当する製品を選択できる。（技能）
SBOs934　適切な手順で後発医薬品を選択できる。（知識・技能）
SBOs935　処方せんに従って計数・計量調剤ができる。（技能）
SBOs936　錠剤の粉砕、およびカプセル剤の開封の可否を判断し、実施できる。（知識・技能）
SBOs937　一回量（一包化）調剤の必要性を判断し、実施できる。（知識・技能）
SBOs938　注射処方せんに従って注射薬調剤ができる。（技能）

SBOs939　注射剤・散剤・水剤等の配合変化に関して実施されている回避方法を列挙できる。
SBOs940　注射剤（高カロリー輸液等）の無菌的混合操作を実施できる。（技能）
SBOs942　特別な注意を要する医薬品（劇薬・毒薬・麻薬・向精神薬・抗悪性腫瘍薬等）の調剤と適切な
　　　　　取扱いができる。（知識・技能）

実践編II　A　保険調剤ができる《医薬品の調製》　step3

具体的目標2　医薬品の供給・管理業務の意義や目的をきちんと認識し、業務に適切に反映できる。

伸長度の確認

3 問題なく対応している
到達目標水準

2 アドバイスが必要ではあるが、基本的に対応している

1 常にアドバイスを受けて対応している

基本的にはSTEP3で最終確認します。学生の伸長度合いによって、STEP4に進んでください。

実践編II　A　保険調剤ができる《医薬品の調製》step3

◆視点　患者や実習施設の状況を考慮した薬局業務の実践

評価の基準：緊急時の対応、麻薬の管理等が適切に実施でき、さらに経済性を考慮した薬局業務ができているか。

◆チェックポイント

- 入庫・出庫管理、関連法規に基づく記録ができる。
- 緊急時の受発注（小分け対応等）に関する医薬品等の管理ができる。
- 麻薬・向精神薬等の記録・在庫管理ができる（出庫・入庫・廃棄・調剤済み麻薬）。
- その薬局での使用頻度は低いが緊急性を要する医薬品を備蓄している意義を説明できる。
- 後発医薬品（ジェネリック医薬品）の普及と使用促進に関して、その意義と薬剤師の役割を指導薬剤師と討議できる。
- 調剤薬不足時に患者の状況を加味し、医薬品を充当できる。

実習の意義＆ねらい（学んでもらいたいこと）

　STEP1、2に引き続き、医薬品の保管業務の体験を積み重ねる。ここでも、具体的目標1と同様、単に保管を作業としてこなすのではなく、常に「患者の治療のための医薬品の安定供給と安全使用のための保管とは何か」を意識しながら、自然な流れで業務を遂行する。

実習の例示

　実習施設で取り扱うすべての医薬品の保管業務について、STEP2に引き続き、緊急時の補給や麻薬・向精神薬などの取扱い等の体験を積み重ねる。

　実習生自身あるいは指導薬剤師が保管業務の意義についてテーマを掲げて、それについて討議する。

[資料]改訂モデル・コアカリキュラム（F薬学臨床）SBOs

SBOs967　医薬品の供給・保管・廃棄について適切に実施できる。（知識・技能）
SBOs968　医薬品の適切な在庫管理を実施する。（知識・技能）
SBOs969　医薬品の適正な採用と採用中止の流れについて説明できる。
SBOs970　劇薬・毒薬・麻薬・向精神薬および覚醒剤原料の適切な管理と取り扱いができる。（知識・技能）

A 保険調剤ができる《医薬品の調製》

STEP 4　　STEP 3　　STEP 2　　STEP 1

── A-STEP 4 ──

目標

より本格的な医薬品の
調製や供給・管理ができる

パフォーマンスレベル

アドヒアランスを考慮し、新たに収集した患者情報や薬歴等を参照して医薬品の調製ができている。また、薬局で使用されるすべての医薬品やその他のアイテムを適切な手順で記録し、保管できている。

具体的目標

1 薬剤師業務の意義を常に認識して、患者の要望や病態等を総合的に考慮した医薬品の調製や供給・管理を、業務の流れを妨げず適切に行える。

実践編Ⅱ　A　保険調剤ができる《医薬品の調製》 step 4

Ⅱ　概略評価を行う領域について（その2）　41

具体的目標1
薬剤師業務の意義を常に認識して、患者の要望や病態等を総合的に考慮した医薬品の調製や供給・管理を、業務の流れを妨げず適切に行える。

伸長度の確認

3 問題なく対応している
到達目標水準

2 アドバイスが必要ではあるが、基本的に対応している

1 常にアドバイスを受けて対応している

STEP4まで到達した場合はここで最終確認します。

実践編Ⅱ

A 保険調剤ができる《医薬品の調製》

step4

◆**視点**　**患者のアドヒアランスを意識した調剤の実践**

評価の基準：薬剤師業務の意義を常に認識しながら、患者のアドヒアランスや病態等を総合的に考慮した調剤をし、医薬品および法的書類の保管を滞りなく実践できているか。

◆**チェックポイント**
- 薬物治療の効果と安全性をより向上させるために患者の精神的・身体的状況に合わせた調製方法を提案し、実践できる。
- 薬物治療の効果と安全性をより向上させるために患者の病状に合わせた調製方法や剤形の変更等を実施できる。
- 再現性のある調製ができるよう薬歴に適切な記録ができる。
- 患者の記録を、個人情報に配慮して管理ができる。
- 適切な医薬品（規格、剤形など）、医療機器、医療材料等を選ぶことができる。

実習の意義＆ねらい（最終的に学んでもらいたいこと）

　患者の薬物治療の一環として、責任をもって処方箋の受付から医薬品の調製、服薬指導から薬物療法の実践まで、一連の流れを実践できるように繰り返し実施する。

実習の例示

　実務実習の最終段階であり、薬物療法や在宅医療などと関連して、すべての業務を総合的に学習する。

［資料］改訂モデル・コアカリキュラム（F薬学臨床）SBOs

SBOs933	主な医薬品の一般名・剤形・規格から該当する製品を選択できる。（技能）
SBOs934	適切な手順で後発医薬品を選択できる。（知識・技能）
SBOs935	処方せんに従って計数・計量調剤ができる。（技能）
SBOs936	錠剤の粉砕、およびカプセル剤の開封の可否を判断し、実施できる。（知識・技能）
SBOs937	一回量（一包化）調剤の必要性を判断し、実施できる。（知識・技能）
SBOs938	注射処方せんに従って注射薬調剤ができる。（技能）
SBOs939	注射剤・散剤・水剤等の配合変化に関して実施されている回避方法を列挙できる。
SBOs940	注射剤（高カロリー輸液等）の無菌的混合操作を実施できる。（技能）
SBOs942	特別な注意を要する医薬品（劇薬・毒薬・麻薬・向精神薬・抗悪性腫瘍薬等）の調剤と適切な

42

　　　　　取扱いができる。（知識・技能）
SBOs967　医薬品の供給・保管・廃棄について適切に実施できる。（知識・技能）
SBOs968　医薬品の適切な在庫管理を実施する。（知識・技能）
SBOs969　医薬品の適正な採用と採用中止の流れについて説明できる。
SBOs970　劇薬・毒薬・麻薬・向精神薬および覚醒剤原料の適切な管理と取り扱いができる。（知識・技能）

memo

B 保険調剤ができる 《処方監査・医療安全》

STEP 4　STEP 3　STEP 2　STEP 1

— B-STEP 1 —

目標
**基本的事項に留意し、医療安全に配慮した
処方箋及び調剤薬の監査ができる**

パフォーマンスレベル
実習施設内の医療安全管理指針等に基づき、単純な処方箋について記載上の不備を指摘し、疑義照会すべき内容とその手順を把握し指導薬剤師の助言に基づいて実践できている。

具体的目標

1 単純な処方箋および調剤薬の監査を行い、リスク回避のための対応方法を実施できる。

2 実習施設における医療安全の基本を確認し、遵守できる。

実践編Ⅱ　B　保険調剤ができる《処方監査・医療安全》　step 1

Ⅱ　概略評価を行う領域について（その2）　45

具体的目標1　単純な処方箋および調剤薬の監査を行い、リスク回避のための対応方法を実施できる。

伸長度の確認

3 問題なく対応している ステップアップ

2 アドバイスが必要ではあるが、基本的に対応している

1 常にアドバイスを受けて対応している

◆視点1　不備がある処方箋の発見

評価の基準：処方箋の記載上の不備を解決できているか（必要に応じて疑義照会）。

◆チェックポイント

- 疑義照会した場合の患者対応ができる。
- 記載上の不備に関する疑義照会ができる。
- 処方箋の記載内容の事務的不備を指摘できる。
- 単純な処方箋において、医薬品情報および患者情報から処方の妥当性を判断できる。

◆視点2　調剤薬の取り違えへの対応

評価の基準：調剤薬の取り違えなどを指摘し、リスク回避の対応ができているか。

◆チェックポイント

- 単純な処方で調製された薬剤の監査ができる。
- 調剤事故防止策を実践できる。

実習の意義＆ねらい（学んでもらいたいこと）

　処方監査と調剤薬監査の体験を通して、調剤における監査の重要性を認識し、薬剤師業務の一つが患者のリスク回避であることを理解する。さらに、事故が起きた場合を想定し薬剤師の責任の重さを認識すること。

　医師への疑義照会に関しては、その準備から実際の照会、その後の処方箋への記載と患者への説明・対応までの一連の流れを理解する。

実習の例示

　単純な処方箋を選択し、それについて監査を行う。可能な限り多くの処方箋で、繰り返し体験する（基本的な処方箋を含むことが望ましい）。

【処方監査と疑義照会】

　初回は指導薬剤師が発見した事例を用いて実習生の技量を見極める。

①記載上の不備のある処方箋を基に、不備項目を指摘。

実践編Ⅱ　B　保険調剤ができる《処方監査・医療安全》　step1

46

②疑義照会のための準備（問題の指摘・要点の整理）。

③実習生の能力に応じ、事務的事項の確認であれば指導薬剤師の管理のもと実施。

④照会結果の記録（調剤録等）及び実習生の状況により患者への説明。

【調剤薬監査】

計数・計量された薬剤の基本的な監査について経験を積む。可能な限り多くの処方箋で、繰り返し体験する。

【リスクマネジメント】

実習中の調剤薬の取り違え（自身が間違えたものを含む）例を基に、実習生が「何故間違えたか？」、「どうすれば防げるか？」「監査で気づかなければどのような事態になっていたか？」について考え、自身が取り間違えた場合はインシデントレポートを作成する。

次のSTEP2では、記載上の不備の発見から処方内容（医薬品の選択、用法・用量）の監査に移っていくので、STEP1であっても、実習生の修得度合いで徐々に監査業務の幅を拡大させていく。

［資料］改訂モデル・コアカリキュラム（F薬学臨床）SBOs

SBOs920　処方せんの記載事項（医薬品名、分量、用法・用量等）が適切であるか確認できる。（知識・技能）

SBOs921　注射薬処方せんの記載事項（医薬品名、分量、投与速度、投与ルート等）が適切であるか確認できる。（知識・技能）

SBOs922　処方せんの正しい記載方法を例示できる。（技能）

SBOs923　薬歴、診療録、患者の状態から処方が妥当であるか判断できる。（知識・技能）

SBOs943　調製された薬剤に対して、監査が実施できる。（知識・技能）

SBOs979　特にリスクの高い代表的な医薬品（抗悪性腫瘍薬、糖尿病治療薬、使用制限のある薬等）の安全管理を体験する。（知識・技能・態度）

SBOs980　調剤ミスを防止するために工夫されている事項を具体的に説明できる。

II　概略評価を行う領域について（その2）　47

具体的目標2　実習施設における医療安全の基本を確認し、遵守できる。

伸長度の確認
- **3** 問題なく対応している ステップアップ
- **2** アドバイスが必要ではあるが、基本的に対応している
- **1** 常にアドバイスを受けて対応している

（実践編Ⅱ　B　保険調剤ができる《処方監査・医療安全》step 1）

◆視点1　薬局における医療安全管理指針の確認
評価の基準：医療安全管理指針の確認ができているか。

◆チェックポイント
- 医療安全管理指針に従った業務を実行できる。
- 事故報告に関する体制を指導薬剤師と確認し、それに沿って行動できる。
- 患者からの相談・意見・苦情の対応について指導薬剤師と確認できる。

◆視点2　医薬品の安全使用のための業務手順書の遵守
評価の基準：実習施設内の業務手順が遵守できているか。

◆チェックポイント
- 実習施設における調剤の流れに沿って遵守すべき項目を確認し、実践できる。
- 基本的な患者情報管理の手順を遵守できる。
- 業務開始時から業務終了時まで実習施設内の衛生管理に配慮しながら基本的業務が実践できる。

実習の意義＆ねらい（学んでもらいたいこと）

　保険薬局における医療安全管理指針の確認と「医薬品の安全使用のための業務手順書」に基づいた業務を実施する。その際、単に業務の体験ではなく安全管理の本質が患者の生命を守るということを強く認識し、常に心がけて行動する。

実習の例示
【安全管理指針＆業務手順書の内容理解のために】
①実習施設における「医療安全管理指針」および「医薬品の安全使用のための業務手順書」の概要を説明する。
②「安全管理指針」及び「業務手順書」の策定目的と意義、重要性について指導薬剤師・実習生間で質疑応答を行う。

③単純な処方箋の調剤を例にして、調剤の流れが業務手順書に沿って行えているかチェックする。

[資料]改訂モデル・コアカリキュラム（F薬学臨床）のSBOs
SBOs981 施設内のインシデント（ヒヤリハット）、アクシデントの事例をもとに、リスクを回避するための具体策と発生後の適切な対処法を提案することができる。（知識・態度）
SBOs982 施設内の安全管理指針を遵守する。（態度）
SBOs983 施設内で衛生的な手洗い、スタンダードプリコーションを実施する。（技能）

実践編Ⅱ

B

保険調剤ができる《処方監査・医療安全》

step 1

Ⅱ 概略評価を行う領域について（その2） 49

memo

B 保険調剤ができる《処方監査・医療安全》

STEP 4　　STEP 3　　STEP 2　　STEP 1

— B-STEP 2 —

目標

医薬品情報に基づいて
調剤薬の監査ができる

パフォーマンスレベル

基本的な医薬品情報および患者情報に基づいて、すべての処方箋と調剤薬に関して適切な監査ができ、必要に応じて疑義照会が実践できている。またインシデント事例に基づいた防止策の提案ができている。

具体的目標

1 実習施設内で扱うすべての処方箋と調剤薬に関して医薬品情報を基に適切に監査ができ、必要に応じて疑義照会を実施できる。

2 医療安全に配慮した業務を実践できる。

実践編Ⅱ

B

保険調剤ができる《処方監査・医療安全》

step 2

Ⅱ　概略評価を行う領域について（その2）　51

具体的目標1

実習施設内で扱うすべての処方箋と調剤薬に関して
医薬品情報を基に適切に監査ができ、
必要に応じて疑義照会を実施できる。

伸長度の確認

3 問題なく対応している
ステップアップ

2 アドバイスが
必要ではあるが、
基本的に対応している

1 常にアドバイスを
受けて対応している

◆視点1　医薬品情報に基づいた処方監査と疑義照会

評価の基準：すべての処方箋に記載された薬剤が妥当かどうか判断できているか。

◆チェックポイント

- 薬歴と処方内容の比較ができる。
- 添付文書に基づいた用法・用量、禁忌、重要な注意事項等の不備が指摘できる。
- 投与日数に制限のある医薬品等の監査ができる。
- 必要に応じて疑義照会が実践できる。

◆視点2　すべての処方箋の調剤薬の監査

評価の基準：すべての調剤薬に対して流れに沿って正確に監査を実施でき、発見した不備
への対応ができているか。

◆チェックポイント

- 一包化や計量混合・自家製剤などに関する監査ができる。
- 監査時に調剤不備があった場合の対処ができる。

実習の意義＆ねらい（学んでもらいたいこと）

　患者との面談から直接得た情報や薬歴を参照しながら、処方内容について妥当かどうかを考える。添付文書等の医薬品情報に基づいて監査するだけでなく、薬歴と照らし合わせながら患者に適した処方かどうか、その是非を判断する能力を磨く。また、問題点を発見するだけでなく、その対処方法についても実習生が自ら考える。

　疑義照会については、相手の立場を尊重した応対ができるようになること。また、実際に体験を積み重ねることで、実践的能力を磨く。

実践編II

B

保険調剤ができる《処方監査・医療安全》

step 2

実習の例示

【処方監査】

指導薬剤師が適当な症例を選び、実習生が医薬品（品目、剤形）の選択、用法・用量の妥当性を判断する。また、その後に判断理由を確かめる。監査の進め方が確実に身につくにつれて徐々に回数を増やすことが望ましい。また、薬局内でのカンファレンスでその機会を持っても良い。実務では、一包化や計量混合・自家製剤を含む調剤でその可否も含めた監査を行う（領域「A医薬品の調製」STEP2参照）。

【疑義照会】

実習生は、実習中に疑義が起こった処方について、考えた内容と根拠を指導薬剤師に説明したうえで疑義照会を行う（調剤録等への記録を含む）。

※指導薬剤師は、疑義照会に先立ち、実習生が照会することについて対象医師の承諾を得ておくことが望ましい。また、照会前には実習生が考えた代替提案の内容を確認し、最終的に照会結果を確認する。

[資料] 改訂モデル・コアカリキュラム（F薬学臨床）のSBOs

SBOs920 処方せんの記載事項（医薬品名、分量、用法・用量等）が適切であるか確認できる。（知識・技能）

SBOs921 注射薬処方せんの記載事項（医薬品名、分量、投与速度、投与ルート等）が適切であるか確認できる。（知識・技能）

SBOs922 処方せんの正しい記載方法を例示できる。（技能）

SBOs923 薬歴、診療録、患者の状態から処方が妥当であるか判断できる。（知識・技能）

SBOs924 薬歴、診療録、患者の状態から判断して適切に疑義照会ができる。（技能・態度）

SBOs943 調製された薬剤に対して、監査が実施できる。（知識・技能）

実践編Ⅱ

B

保険調剤ができる《処方監査・医療安全》

step 2

具体的目標2 　医療安全に配慮した業務を実践できる。

伸長度の確認

3 問題なく対応している　ステップアップ

2 アドバイスが必要ではあるが、基本的に対応している

1 常にアドバイスを受けて対応している

実践編II

B 保険調剤ができる《処方監査・医療安全》 step 2

◆**視点**　調剤過誤の防止策の提案と処方箋に問題がある場合の患者対応

　評価の基準：調剤過誤を未然に防ぐための方策の提案と、処方箋に問題がある場合や投薬時に不備を発見した際に、患者への対応が適切に実施できているか。

◆**チェックポイント**

- 問題点が発生（疑義照会時）した場合の患者対応ができる。
- 投薬時に調剤不備に気づいた場合の対処ができる。
- 調剤過誤・インシデント事例の原因を分析して防止策を提案できる。

実習の意義＆ねらい（学んでもらいたいこと）

　STEP1ではリスクマネジメントの意義など、基礎的な知識について学んだが、引き続きSTEP2では、調剤過誤防止のために「具体的にどう行動するか」ということについて、実習生が自ら防止策を策定し、提案する力を養う。また、治療に関する問題が表面化し、疑義照会の結果、処方内容が変更になった場合、患者の心情に配慮して対応する。

実習の例示

【調剤過誤防止策の策定】

①過去の事例に基づいて、「なぜ起きたか？」（原因）を分析し、「どうしたら防ぐことができるか？」について防止策を検討し、指導薬剤師に提案する。

②実習生の提案と過去の事例の対応策を比較、検討する。

[資料] 改訂モデル・コアカリキュラム（F薬学臨床）のSBOs

　SBOs979　特にリスクの高い代表的な医薬品（抗悪性腫瘍薬、糖尿病治療薬、使用制限のある薬等）の安全管理を体験する。（知識・技能・態度）

　SBOs980　調剤ミスを防止するために工夫されている事項を具体的に説明できる。

　SBOs981　施設内のインシデント（ヒヤリハット）、アクシデントの事例をもとに、リスクを回避するための具体策と発生後の適切な対処法を提案することができる。（知識・態度）

　SBOs982　施設内の安全管理指針を遵守する。（態度）

　SBOs983　施設内で衛生的な手洗い、スタンダードプリコーションを実施する。（技能）

B 保険調剤ができる《処方監査・医療安全》

STEP 4 STEP 3 STEP 2 STEP 1

─ B-STEP 3 ─

目標

患者情報に基づいて
処方内容の監査ができる

パフォーマンスレベル
収集した患者情報（面談・薬歴・お薬手帳等）から得られた情報と薬学的知見を統合して処方内容の監査ができている。必要に応じて、自らの判断で多職種に情報提供ができている。インシデント事例発生後の対応について考察できている。

具体的目標

1 医薬品情報および患者情報をもとに、処方内容を監査できる。

2 医師や医療スタッフと患者に関する情報を共有（疑義照会を含む）できる。

3 安全管理指針に従った一連の監査業務等を自らの判断で行うことができる。

実践編Ⅱ

B 保険調剤ができる《処方監査・医療安全》

step 3

Ⅱ　概略評価を行う領域について（その2）　55

具体的目標1 医薬品情報および患者情報をもとに、処方内容を監査できる。

伸長度の確認

3 問題なく対応している
到達目標水準

2 アドバイスが
必要ではあるが、
基本的に対応している

1 常にアドバイスを
受けて対応している

基本的にはSTEP3で最終確認します。学生の伸長度合によって、STEP4に進んでください。

◆視点1　患者の特性を考慮した処方監査

評価の基準：患者の特性と医薬品情報（薬理作用、薬物動態、使用上の注意等）を結び付けて監査できているか（薬剤選択・投与量などのチェック）。

◆チェックポイント

- 小児・高齢者や肝・腎機能の悪い患者の投薬量の妥当性を確認できる。
- 患者の認知力・身体機能に応じた処方薬の妥当性を確認できる。
- 妊婦・授乳婦に応じた処方薬の妥当性を確認できる。等

◆視点2　薬歴記載情報に基づく処方監査

評価の基準：薬歴からの情報（併用薬の有無など）を基に薬学的知見に基づいた監査ができているか（禁忌、併用注意、相互作用、重複投与等のチェック）。

◆チェックポイント

- 薬歴に記載された内容を参照し、監査ができる。
- お薬手帳等、患者情報から得られた情報を基に、重複投与への対応ができる。

実習の意義＆ねらい（学んでもらいたいこと）

　処方監査の対象を小児、高齢者、妊婦、授乳婦、肝・腎機能障害患者など、医薬品の使用にあたって特別な配慮が必要な患者に拡げ、処方箋の監査が適切にできるように指導する。ここでは、患者情報（面談の内容、お薬手帳、薬歴など）の活用を前提にした監査を基本とする。

　医薬品の選択、用法・用量の適否の正確な判断に反映できるよう、前述の対象患者の処方監査をする際に、処方医薬品について禁忌症の有無、用法・用量、必須とされる検査項目、副作用の症状などを常に考慮することを習慣づける。

実習の例示

【処方監査・疑義照会】

STEP2の具体的目標1の実習の例示に準じて実習を行う。

加えて患者が持参した検査データなどから、肝・腎機能等を評価し、薬の副作用が疑われる症状を確認した後、指導薬剤師とカンファレンスを行う。

[資料] 改訂モデル・コアカリキュラム（F薬学臨床）SBOs

SBOs920　処方せんの記載事項（医薬品名、分量、用法・用量等）が適切であるか確認できる。（知識・技能）

SBOs921　注射薬処方せんの記載事項（医薬品名、分量、投与速度、投与ルート等）が適切であるか確認できる。（知識・技能）

SBOs922　処方せんの正しい記載方法を例示できる。（技能）

SBOs923　薬歴、診療録、患者の状態から処方が妥当であるか判断できる。（知識・技能）

SBOs924　薬歴、診療録、患者の状態から判断して適切に疑義照会ができる。（技能・態度）

SBOs943　調製された薬剤に対して、監査が実施できる。（知識・技能）

SBOs979　特にリスクの高い代表的な医薬品（抗悪性腫瘍薬、糖尿病治療薬、使用制限のある薬等）の安全管理を体験する。（知識・技能・態度）

実践編II

B

保険調剤ができる《処方監査・医療安全》

step **3**

Ⅱ　概略評価を行う領域について（その2）　**57**

具体的目標2　医師や医療スタッフと患者に関する情報を共有（疑義照会を含む）できる。

伸長度の確認

3 問題なく対応している
到達目標水準

2 アドバイスが
必要ではあるが、
基本的に対応している

1 常にアドバイスを
受けて対応している

基本的にはSTEP3で最終確認します。学生の伸長度合によって、STEP4に進んでください。

◆**視点**　**他職種への患者情報の提供**

　評価の基準：医師や他職種へ患者に関する情報（服薬上の問題など）を提供できているか。

◆**チェックポイント**

- 患者の服薬上の問題点に対して具体的な対応策（調剤上の工夫など）を医師に提案できる。
- 患者の服薬上の問題点について他職種にその状況と対応策を伝えることができる。

実習の意義＆ねらい（学んでもらいたいこと）

　患者情報の共有がより安全で効果的な薬物療法の提供に重要であることを理解し、他職種（医師等）に対して、適切な患者情報を提供する。中でも、疑義照会と服薬情報の提供が医師との情報共有のための大事な機会であることを学ぶ。

　その際に、領域「C服薬指導」や「D薬物療法の実践」での患者情報の整理と記録の内容とを関連させて実習を行い、情報の共有のために何が大切かを把握し、適切な情報を提供できるようにすること。また、医薬品情報は常に更新されるものであることを認識し、投薬前〜投薬後も継続的に関与すること。

実習の例示

【情報の共有（疑義照会・薬歴作成）】

①調剤中に発見した問題のある処方箋について、患者情報と照合しながら総合的に処方内容を吟味、問題点を抽出する。

②処方内容の変更案とその変更理由を考え、指導薬剤師に提案する。

③医師に疑義照会を行い、得られた結果について、指導薬剤師と討議する。

④処方箋の備考欄に照会の結果を記録する。

⑤薬歴にSOAP形式等で整理、記載する。

［資料］改訂モデル・コアカリキュラム（F薬学臨床）のSBOs

SBOs996　医療スタッフおよび患者のニーズに合った医薬品情報提供を体験する。（知識・態度）

SBOs998　緊急安全性情報、安全性速報、不良品回収、製造中止などの緊急情報を施設内で適切に取扱うことができる。（知識・態度）

SBOs1025　医薬品・医療機器等安全性情報報告用紙に、必要事項を記載できる。（知識・技能）

実践編Ⅱ

B

保険調剤ができる《処方監査・医療安全》

step 3

具体的目標3 安全管理指針に従った一連の監査業務等を自らの判断で行うことができる。

伸長度の確認

3 問題なく対応している
到達目標水準

2 アドバイスが必要ではあるが、基本的に対応している

1 常にアドバイスを受けて対応している

基本的にはSTEP3で最終確認します。学生の伸長度合によって、STEP4に進んでください。

◆視点　実習施設内のスタッフと連携した監査業務

評価の基準：一連の監査業務を実習施設内のスタッフと連携して実行できているか。

◆チェックポイント

- 実習施設内のスタッフと連携した監査業務を実行できる。
- 調剤事故・調剤過誤・インシデント事例発生後の対応について検討できる。
- インシデント事例発生後の対応を考察できる。

実習の意義＆ねらい（学んでもらいたいこと）

　実習施設内のスタッフとの連携のもとに、調剤事故防止と発生時の患者への対応について、業務手順書に従い、実習生自らの判断で行動できるようになること。単に調剤ミスを防止するという視点だけではなく、治療効果の向上や副作用の回避など、安全で効率の良い薬物療法を提供する。指導者に頼らず、まず自分で判断できるようになることを念頭に監査業務を繰り返し実施する。

実習の例示

【調剤過誤防止策の策定】

①事故が発生した場合の対応（医師への報告、患者への謝罪・説明）等を業務手順書に基づいて実習生自身がシミュレートする。また、対応策の意義について指導薬剤師と討議する。

②実習生が自ら収集したインシデントレポートや代表的なインシデント事例を分析して、実習薬局の業務手順書の検証を行う。

③実習生が自ら実習中に経験した事例に基づいて、医薬品・医療機器等安全性情報報告用紙に実習生自身で必要事項を記載する。

[資料]改訂モデル・コアカリキュラム（F薬学臨床）のSBOs

SBOs980　調剤ミスを防止するために工夫されている事項を具体的に説明できる。

SBOs981　施設内のインシデント（ヒヤリハット）、アクシデントの事例をもとに、リスクを回避するための具体策と発生後の適切な対処法を提案することができる。（知識・態度）

SBOs982　施設内の安全管理指針を遵守する。（態度）

SBOs983　施設内で衛生的な手洗い、スタンダードプリコーションを実施する。（技能）

実践編Ⅱ **B** 保険調剤ができる《処方監査・医療安全》 step 3

memo

B 保険調剤ができる《処方監査・医療安全》

STEP 4　　STEP 3　　STEP 2　　STEP 1

━━ B-STEP 4 ━━

目標

医療安全の視点を考慮し、
患者の状態を評価した上で監査ができる

パフォーマンスレベル

患者の病状の経過・生活環境・ナラティブ※を考慮しながら、処方の妥当性を判断できている。必要に応じて、医療安全の見地からより適切な処方設計の提案ができている。

具体的目標

1 患者の病態およびナラティブ、治療の科学的根拠に基づいて、処方の妥当性を判断できる。

2 医療安全の見地から適切な処方設計等を提案できる。

※ナラティブ：「本人によって語られる本人の物語」のこと。医療の分野では、病気や健康について、患者本人の経験や解釈（「患者の物語」）を患者本人が語ることをいう。

実践編Ⅱ
B
保険調剤ができる《処方監査・医療安全》
step 4

Ⅱ　概略評価を行う領域について（その2）　61

具体的目標1 患者の病態およびナラティブ、治療の科学的根拠に基づいて、処方の妥当性を判断できる。

伸長度の確認

3 問題なく対応している 到達目標水準

2 アドバイスが必要ではあるが、基本的に対応している

1 常にアドバイスを受けて対応している

STEP4まで到達した場合はここで最終確認します。

◆視点1 患者データに基づく処方の妥当性の判断

評価の基準：患者の体調の変化や検査データを確認し、処方の妥当性を判断できているか。

◆チェックポイント

- 収集した患者情報と処方薬の妥当性を判断できる。
- 患者の体調の変化を確認することができる（五感で）。
- 生活環境を考慮して、処方の妥当性を判断できる。

◆視点2 患者情報に基づく薬物療法の中止・継続の判断

評価の基準：各種の患者情報から薬物療法の継続・変更・中止が判断できているか。

◆チェックポイント

- 科学的根拠および患者の状態を評価したうえで監査ができる。
- 生活環境（ナラティブを含む）を考慮して、治療の中止・変更・継続を判断できる。
- 患者情報から処方の妥当性を判断できる。

実習の意義＆ねらい（学んでもらいたいこと）

単なる病気の治療にとどまらず、患者のQOLを改善できるような処方設計を提案する。

STEP3までは患者の病気に関連する情報を基に処方監査を行ってきたが、STEP4ではさらに患者の生活環境や人生観も考慮した、より良い薬物療法の提供を目指す（ファーマシューティカルケアの実践能力の修得）。一連の薬剤師業務を遂行する際に、患者の希望を聴き、その是非を判断したうえで、生活環境に合った薬物療法を提案するよう常に心掛ける。

実習の例示

【症例報告・症例検討会への参加】

指導薬剤師が選んだ患者について実習施設内の他の薬剤師とともに症例検討を行う。

※症例検討で確認する内容（領域「C服薬指導」、「D薬物療法の実践」参照）

- 患者の病状の経過

実践編Ⅱ B 保険調剤ができる《処方監査・医療安全》 step 4

- 経時的な体調の変化（副作用を疑う事象を含めて）
- 生活環境
- ナラティブ

※領域「D 薬物療法の実践」の中で、医療安全の視点を加味して実習を行う。

［資料］改訂モデル・コアカリキュラム（F 薬学臨床）の SBOs

SBOs920 処方せんの記載事項（医薬品名、分量、用法・用量等）が適切であるか確認できる。（知識・技能）

SBOs921 注射薬処方せんの記載事項（医薬品名、分量、投与速度、投与ルート等）が適切であるか確認できる。（知識・技能）

SBOs922 処方せんの正しい記載方法を例示できる。（技能）

SBOs923 薬歴、診療録、患者の状態から処方が妥当であるか判断できる。（知識・技能）

SBOs924 薬歴、診療録、患者の状態から判断して適切に疑義照会ができる。（技能・態度）

SBOs943 調製された薬剤に対して、監査が実施できる。（知識・技能）

SBOs979 特にリスクの高い代表的な医薬品（抗悪性腫瘍薬、糖尿病治療薬、使用制限のある薬等）の安全管理を体験する。（知識・技能・態度）

SBOs983 施設内で衛生的な手洗い、スタンダードプリコーションを実施する。（技能）

SBOs996 医療スタッフおよび患者のニーズに合った医薬品情報提供を体験する。（知識・態度）

SBOs998 緊急安全性情報、安全性速報、不良品回収、製造中止などの緊急情報を施設内で適切に取扱うことができる。（知識・態度）

SBOs1025 医薬品・医療機器等安全性情報報告用紙に、必要事項を記載できる。（知識・技能）

実践編 II

B

保険調剤ができる《処方監査・医療安全》

step 4

具体的目標2　医療安全の見地から適切な処方設計等を提案できる。

伸長度の確認
- **3** 問題なく対応している（到達目標水準）
- **2** アドバイスが必要ではあるが、基本的に対応している
- **1** 常にアドバイスを受けて対応している

STEP4まで到達した場合はここで最終確認します。

◆視点　医療安全の観点に根差した処方設計の提案

評価の基準：医療安全の視点から監査を行い、必要に応じて処方設計の提案ができているか。

◆チェックポイント
- 医療安全の視点を忘れず監査ができる。
- 指導薬剤師と討議しながら、より適切な処方設計の提案ができる。

実習の意義＆ねらい（学んでもらいたいこと）

具体的目標1に準じる。

実習の例示

具体的目標1と合わせて、症例検討の中で過去の調剤過誤事例や副作用発生頻度などを参考に、医療安全の観点からより適切な処方設計の提案を行う。

[資料]改訂モデル・コアカリキュラム（F薬学臨床）のSBOs
- SBOs980　調剤ミスを防止するために工夫されている事項を具体的に説明できる。
- SBOs981　施設内のインシデント（ヒヤリハット）、アクシデントの事例をもとに、リスクを回避するための具体策と発生後の適切な対処法を提案することができる。（知識・態度）
- SBOs982　施設内の安全管理指針を遵守する。（態度）

C 保険調剤ができる 《服薬指導》

STEP 4 STEP 3 STEP 2 **STEP 1**

─── C-STEP **1** ───

目標

基本的な患者対応及び
情報収集と処方解析ができる

パフォーマンスレベル

コミュニケーションの基本に基づき、患者から薬物治療に係る基本的な情報を収集し、薬物治療に係る基本情報を患者に提供できている。

具体的目標

1 服薬指導を行うために必要な患者情報を収集できる。

2 代表的な疾患の治療薬に関する情報（用法・用量、有効性、安全性、使用上の注意等）の収集と加工ができる。

3 コミュニケーションの基本に基づいた患者応対をし、その内容をもとに指導薬剤師等とのコミュニケーションが取れる。

4 収集した情報と服薬指導した内容を薬歴等に記入できる。

実践編Ⅱ C 保険調剤ができる《服薬指導》 step 1

Ⅱ　概略評価を行う領域について（その2）　65

具体的目標1　服薬指導を行うために必要な患者情報を収集できる。

伸長度の確認

3 問題なく対応している　ステップアップ

2 アドバイスが必要ではあるが、基本的に対応している

1 常にアドバイスを受けて対応している

◆視点1　患者情報源からの情報収集

評価の基準：患者情報源（処方箋・薬歴・お薬手帳・患者質問票等）から得られる情報を収集し、病名、病状を推測できているか。

◆チェックポイント

- 薬歴から患者情報を収集できる。
- お薬手帳から併用薬等の情報を収集できる。
- 処方箋から患者の病態を把握できる。
- 患者質問票から患者の状態を把握できる。

◆視点2　患者本人からの情報収集

評価の基準：処方箋受付時に直接患者本人から必要な情報が収集できているか。

◆チェックポイント

- 患者質問票や患者面談を通して基本情報を確認できる。
- 患者からの調剤に関する要望を確認できる。
- お薬手帳の役割を患者にわかりやすく説明できる。

実習の意義＆ねらい（学んでもらいたいこと）

　服薬指導に必要な情報を薬歴など、種々の情報源から収集できるようになること。処方箋受付時や初回の聞き取り時など、患者との面談の際には、患者の様子に気を配り、何気ないしぐさ・言葉の中に重要な情報が隠れていることを学ぶ。また、常に相手の気持ちに配慮しながら患者に協力してもらえる態度で情報収集にあたるよう心がける。

実習の例示

　単純な処方箋を選択し、それについて次の情報収集を行う（基本的な処方箋を含むことが望ましい）。
①薬歴、お薬手帳などの情報源から必要な情報を抽出する。

②初回来局者の場合は面談で現病歴（いつから、どんな症状）、診断名の確認、さらに他科受診の有無、服用歴、副作用歴、アレルギー歴、患者の要望等を聞き出す。

③さらに情報収集が必要な場合、適切に患者に質問する（患者が答えやすいようにわかりやすい言葉で質問する）。

④収集した情報を整理して薬歴に記入する（本STEPの具体的目標4として実施）。

※なるべく早い時期から体験し、実習生の成長に合わせて徐々に症例を増やす。

【患者等の選択について】

　実習生への教育効果と患者の安全を両立させるためには、できるだけ早い時期に患者や担当医を適切に選び、実習生が対応することについて同意を取っておくことが必要である。

[資料]改訂モデル・コアカリキュラム（F薬学臨床）のSBOs

SBOs952　患者・来局者に合わせて適切な応対ができる。（態度）

SBOs953　患者・来局者から、必要な情報（症状、心理状態、既往歴、生活習慣、アレルギー歴、薬歴、副作用歴等）を適切な手順で聞き取ることができる。（知識・態度）

SBOs991　患者・来局者および種々の情報源（診療録、薬歴・指導記録、看護記録、お薬手帳、持参薬等）から、薬物療法に必要な情報を収集できる。（技能・態度）

SBOs994　施設内において使用できる医薬品の情報源を把握し、利用することができる。（知識・技能）

SBOs1011　処方提案に際して、医薬品の経済性等を考慮して、適切な後発医薬品を選択できる。

具体的目標2 代表的な疾患の治療薬に関する情報（用法・用量、有効性、安全性、使用上の注意等）の収集と加工ができる。

伸長度の確認

3 問題なく対応している　ステップアップ

2 アドバイスが必要ではあるが、基本的に対応している

1 常にアドバイスを受けて対応している

◆視点1　患者に提供すべき医薬品情報の抽出

評価の基準：単純な処方箋について患者に説明すべき服薬に関する情報（効能・効果、使用方法、副作用等）を抽出できているか。

◆チェックポイント

- 添付文書等から説明すべき事項を抽出できる。
- 医薬品の安全使用のために必要な情報を収集できる。
- 患者の病態に合わせて記載すべき医薬品情報を選択できる。

◆視点2　医薬品情報の加工

評価の基準：必要な医薬品情報を収集し、患者に合わせた加工ができているか。

◆チェックポイント

- 患者の状況に合わせて、収集した情報を患者が理解できる表現に加工できる。

実習の意義＆ねらい（学んでもらいたいこと）

　収集した患者情報の解析、患者の特性・病状に適した薬剤情報提供文書の作成と、それを活用した服薬指導へと続く一連の業務を実施する。その際、自らが必要とする情報が「どの情報源に記載されており、どこを見れば入手できるのか」について、その手法を習得する。

実習の例示

　単純な処方箋について、処方意図や疾病の状況と関連づけて患者に説明すべき効能・効果、使用方法、副作用等の情報の整理を行う（基本的な処方箋を含むことが望ましい）。
①処方内容や患者プロフィールなどの情報を解析する。
②その結果を反映し、薬剤情報提供文書を作成する。
③作成した薬剤情報提供文書を利用して、服薬指導を行う。
※実習生の成長に合わせて体験を積み重ねる。

実践編II

C 保険調剤ができる《服薬指導》

step 1

［資料］改訂モデル・コアカリキュラム（F薬学臨床）のSBOs

SBOs954　医師の治療方針を理解した上で、患者への適切な服薬指導を実施する。（知識・態度）
SBOs955　患者・来局者の病状や背景に配慮し、医薬品を安全かつ有効に使用するための服薬指導や患者教育ができる。（知識・態度）
SBOs957　お薬手帳、健康手帳、患者向け説明書等を使用した服薬指導ができる。（態度）
SBOs997　安全で有効な薬物療法に必要な医薬品情報の評価、加工を体験する。（知識・技能）

具体的目標3　コミュニケーションの基本に基づいた患者応対をし、その内容をもとに指導薬剤師等とのコミュニケーションが取れる。

伸長度の確認

3 問題なく対応している ステップアップ

2 アドバイスが必要ではあるが、基本的に対応している

1 常にアドバイスを受けて対応している

実践編II

C

保険調剤ができる《服薬指導》

step 1

◆視点1　処方薬剤のわかりやすい説明

評価の基準：単純な処方について患者にわかりやすく説明できているか。

◆チェックポイント

- 処方箋どおりに服薬できるよう用法指示等の指導ができる。
- 薬剤情報提供文書に基づいて情報提供（効能効果・副作用等）ができる。
- お薬手帳を活用した指導ができる。

◆視点2　患者・来局者に合わせた対応と指導者への報告・連絡・相談の習慣づけ

評価の基準：患者・来局者と基本的な対応ができ、指導薬剤師に報告・連絡・相談ができているか。

◆チェックポイント

- 患者・来局者の状況に合わせ、適切な言葉遣いや対応ができる。
- 確認した患者情報の要点や問題点を薬剤師に報告できる。
- 接遇時において発生した問題点の対応策を指導者に相談できる。

◆視点3　実習施設内スタッフとの情報共有とMR・MSからの医薬品情報の収集

評価の基準：確認した患者情報や医薬品情報等を薬剤師と共有できているか。

◆チェックポイント

- 収集した患者情報等に関して指導薬剤師や実習施設内のスタッフと情報共有できる。
- MR・MSから必要な医薬品情報を確認でき、要点をまとめることができる。

実習の意義＆ねらい（学んでもらいたいこと）

　患者、実習施設内外のスタッフ・医療従事者と良好な信頼関係を築くために、コミュニケーションの基礎を身につける。自身で聞き出した内容が患者に対する正確な情報であるか、丁寧に確認できるようになると良い。患者の身体状況、気持ち（要望、感情）のほか、生活環境に

も配慮した対応ができるよう、その基本を身につける。決して一方的に話をするのではなく、患者が話しやすい環境作りなどの配慮を行いながら必要な事項を聞き出すことができるようになることが実習期間中の目標である。

実習の例示

さまざまな実習施設内外のスタッフとの対話や患者・来局者への応対など、複数の場面でコミュニケーション能力の向上を目指す。

【患者応対について】

実習は、処方箋の受付から投薬までの一連の業務の中で行う。このSTEPでは、具体的目標2で抽出した患者に提供すべき情報を薬剤提供文書やお薬手帳を用いながら患者に説明する。

【実習施設内外のスタッフとの関係づくり】

- 薬剤師や実習施設内のスタッフとの会話や、日常業務での報告・連絡・相談等の中で培う。
- 医師への疑義照会や在宅業務等で関わる他職種（看護師、ケアマネジャー、介護関係者等）への実習生の応対（態度）について、指導薬剤師からフィードバックを受ける。
- MR、MSとのやりとりにおける態度についても指導薬剤師と討議し、フィードバックを受ける。

［資料］改訂モデル・コアカリキュラム（F薬学臨床）のSBOs

SBOs996　医療スタッフおよび患者のニーズに合った医薬品情報提供を体験する。（知識・態度）

SBOs998　緊急安全性情報、安全性速報、不良品回収、製造中止などの緊急情報を施設内で適切に取扱うことができる。（知識・態度）

SBOs1007　患者の状態（疾患、重症度、合併症、肝・腎機能や全身状態、遺伝子の特性、心理・希望等）や薬剤の特徴（作用機序や製剤的性質等）に基づき、適切な処方を提案できる。（知識・態度）

具体的目標4　収集した情報と服薬指導した内容を薬歴等に記入できる。

実践編II Ⓒ 保険調剤ができる《服薬指導》 step 1

伸長度の確認

3 問題なく対応している
ステップアップ

2 アドバイスが必要ではあるが、基本的に対応している

1 常にアドバイスを受けて対応している

◆視点　収集した患者情報の整理と記録

評価の基準：過去の薬歴をふまえて、新たに収集した情報を薬歴等に整理して記録できているか。

◆チェックポイント

- 記載すべき項目に従って薬歴の記入ができる。
- 薬歴記載時に必要な医療用語を使用できる。
- SOAP形式等により、要点を明確化して薬歴の記入ができる。
- お薬手帳に必要事項を記載できる。

実習の意義＆ねらい（学んでもらいたいこと）

　効果的でかつ効率的な薬物療法を実施するために、収集した情報が実習施設内の他の薬剤師に正確に伝わるよう記録する。また、情報を共有することの重要性を認識する。そして薬歴が患者情報を共有するためのツールでもあることを理解する。

　情報の確実な共有化が安全で安心な医療につながることを学ぶ。

実習の例示

　本STEPの具体的目標1～3で収集した情報の中から、必要な情報を整理して薬歴等に記入する。

①記入する情報に漏れがないこと。

②SOAP形式等による薬歴記入やお薬手帳への指導事項の記載など、整理された情報がわかりやすく記入されていること。

※処方箋の受付から投薬、薬歴の作成までを一連の業務と捉えて実施する。

［資料］改訂モデル・コアカリキュラム（F薬学臨床）のSBOs

SBOs958　収集した患者情報を薬歴や診療録に適切に記録することができる。（知識・技能）
SBOs992　患者の身体所見を薬学的管理に活かすことができる。（技能・態度）
SBOs1019　臨床検査値の変化と使用医薬品の関連性を説明できる。
SBOs1020　薬物治療の効果について、患者の症状や検査所見などから評価できる。
SBOs1021　副作用の発現について、患者の症状や検査所見などから評価できる。
SBOs1023　報告に必要な要素（5W1H）に留意して、収集した患者情報を正確に記載できる。（技能）
SBOs1024　患者の薬物治療上の問題点を列挙し、適切な評価と薬学的管理の立案を行い、SOAP形式等で適切に記録する。（知識・技能）

C 保険調剤ができる《服薬指導》

STEP 4　　STEP 3　　STEP 2　　STEP 1

─ C-STEP 2 ─

目標

基本的な服薬指導ができる

パフォーマンスレベル
患者と面談し収集した情報やさまざまな情報源から必要な項目を抽出でき、
さらに服薬指導時に活用できている。その結果を適切に記録できている。

具体的目標

1 患者面談で収集した代表的な疾患の薬物治療に関する事項に応じて、
資料を用いて説明できる。

2 収集した患者や医薬品に関する情報に基づいた服薬指導を行うこと
ができる。

3 活用できた患者情報を他の薬剤師と共有することができる。

4 代表的な疾患に関する治療薬の効果および副作用・特に注意すべき
事項等を概ね指導できる。

Ⅱ　概略評価を行う領域について（その2）　73

具体的 目標1　患者面談で収集した代表的な疾患の薬物治療に関する事項に応じて、資料を用いて説明できる。

伸長度の確認

3 問題なく対応している　ステップアップ

2 アドバイスが必要ではあるが、基本的に対応している

1 常にアドバイスを受けて対応している

◆**視点**　**面談から収集した情報の分析**

　　評価の基準：患者・来局者への面談を通して治療に必要な情報の抽出（残薬・他科受診・併用薬の有無等の確認）と分析ができているか。

◆**チェックポイント**

・患者・来局者の話から患者の状態を推察できる。
・患者・来局者との面談において必要な情報を収集できる。
・患者・来局者との面談において必要な情報を分析できる。

実習の意義＆ねらい（学んでもらいたいこと）

　患者への指導が単なる服用薬の説明ではなく、併用薬や罹患状況を考慮して、個々の患者に応じた適切な説明ができるようになる。服薬指導を通じて情報を収集し、得られた情報を分析して一般的な経過観察に関する情報と特別な対応が必要な情報を選別でき、服薬指導に活かせるようになること。

実習の例示

　基本的な処方箋で服薬指導を体験する。指導薬剤師は、その対象としてコミュニケーションがとりやすい患者を選択する。実習生は服薬指導で収集した情報の内容を分析し、指導薬剤師と討議する。

［資料］改訂モデル・コアカリキュラム（F薬学臨床）のSBOs

SBOs952　患者・来局者に合わせて適切な応対ができる。（態度）
SBOs953　患者・来局者から、必要な情報（症状、心理状態、既往歴、生活習慣、アレルギー歴、薬歴、副作用歴等）を適切な手順で聞き取ることができる。（知識・態度）
SBOs991　患者・来局者および種々の情報源（診療録、薬歴・指導記録、看護記録、お薬手帳、持参薬等）から、薬物療法に必要な情報を収集できる。（技能・態度）
SBOs992　患者の身体所見を薬学的管理に活かすことができる。（技能・態度）
SBOs1010　アドヒアランス向上のために、処方変更、調剤や用法の工夫が提案できる。（知識・態度）
SBOs1011　処方提案に際して、医薬品の経済性等を考慮して、適切な後発医薬品を選択できる。

具体的目標2　収集した患者や医薬品に関する情報に基づいた服薬指導を行うことができる。

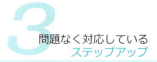

伸長度の確認　**3** 問題なく対応している ステップアップ　**2** アドバイスが必要ではあるが、基本的に対応している　**1** 常にアドバイスを受けて対応している

◆視点1　文書情報からの服薬指導に必要な情報の抽出と分析
評価の基準：添付文書等から指導を行うために必要な情報（患者の病態・治療薬の有効性、安全性等）を抽出し、分析できているか。

◆チェックポイント
- 添付文書から必要な情報を抽出できる。
- 薬歴や処方箋等の情報から病態を把握できる。
- 病状の程度等を推測できる。

◆視点2　患者の立場に立った基本的な服薬指導
評価の基準：処方薬の服用法（用法・用量、効能・効果等）を患者にわかりやすく説明できているか。

◆チェックポイント
- 自ら作成した薬剤情報提供文書（お薬手帳を含む）を基に医薬品の用法・用量、効能・効果等を適切に指導できる。
- 使用に際して特別な説明が必要な場合、補助資材を用い、その使用法をわかりやすく指導できる。
- 医薬品情報提供文書やお薬手帳を活用した服薬指導ができる。
- 処方薬に関する効果や副作用情報（初期症状等）を提供できる。

実習の意義＆ねらい（学んでもらいたいこと）
　本STEPの具体的目標1は患者から情報を収集することが中心であるが、具体的目標2は薬歴や添付文書といった文書情報から必要な情報を収集し分析できることに着眼している。収集・分析した情報を活かし、患者の理解度や習熟度に応じるなど患者の視点や立場に立った服薬指導を実践できるようになる。

実践編Ⅱ　C　保険調剤ができる《服薬指導》step 2

実習の例示

　具体的目標1と同様に、基本的な処方箋で、比較的コミュニケーションがとりやすいと考えられる患者で服薬指導を体験する（STEP1の具体的目標2で加工・作成した資料を活用することが望ましい）。

［資料］改訂モデル・コアカリキュラム（F薬学臨床）のSBOs

SBOs954　医師の治療方針を理解した上で、患者への適切な服薬指導を実施する。（知識・態度）

SBOs955　患者・来局者の病状や背景に配慮し、医薬品を安全かつ有効に使用するための服薬指導や患者教育ができる。（知識・態度）

SBOs956　妊婦・授乳婦、小児、高齢者等特別な配慮が必要な患者への服薬指導において、適切な応対ができる。（知識・態度）

SBOs957　お薬手帳、健康手帳、患者向け説明書等を使用した服薬指導ができる。（態度）

SBOs992　患者の身体所見を薬学的管理に活かすことができる。（技能・態度）

SBOs998　緊急安全性情報、安全性速報、不良品回収、製造中止などの緊急情報を施設内で適切に取扱うことができる。（知識・態度）

SBOs1007　患者の状態（疾患、重症度、合併症、肝・腎機能や全身状態、遺伝子の特性、心理・希望等）や薬剤の特徴（作用機序や製剤的性質等）に基づき、適切な処方を提案できる。（知識・態度）

活用できた患者情報を他の薬剤師と共有することができる。

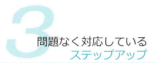

◆ 視点　入手した患者情報の整理と薬歴への記載
　評価の基準：情報共有と継続的な指導のための薬歴を適切に記載できているか。

◆ チェックポイント
- 過去の薬歴と関連付けて、患者の現状を正確にSOAP形式等で記載できる。
- 薬歴に記録した内容を通して、実習施設内の薬剤師と情報を共有できる。

実習の意義＆ねらい（学んでもらいたいこと）

　情報を共有するために、ほかの薬剤師が記載した内容を的確に読み取り、自らが収集した内容をわかりやすく記載できるようになる。

実習の例示

　基本的な処方箋に対して、本STEPの具体的目標2で服薬指導した内容を薬歴に記載し、その内容が妥当であるかを指導薬剤師と討議する。

※実習生の成長に合わせて適当な患者を選択し、繰り返し実施する。

［資料］改訂モデル・コアカリキュラム（F 薬学臨床）のSBOs
- SBOs958　収集した患者情報を薬歴や診療録に適切に記録することができる。（知識・技能）
- SBOs996　医療スタッフおよび患者のニーズに合った医薬品情報提供を体験する。（知識・態度）
- SBOs1019　臨床検査値の変化と使用医薬品の関連性を説明できる。
- SBOs1020　薬物治療の効果について、患者の症状や検査所見などから評価できる。
- SBOs1021　副作用の発現について、患者の症状や検査所見などから評価できる。
- SBOs1023　報告に必要な要素（5W1H）に留意して、収集した患者情報を正確に記載できる。（技能）
- SBOs1024　患者の薬物治療上の問題点を列挙し、適切な評価と薬学的管理の立案を行い、SOAP形式等で適切に記録する。（知識・技能）

具体的目標4　代表的な疾患に関する治療薬の効果および副作用・特に注意すべき事項等を概ね指導できる。

伸長度の確認

3 問題なく対応している　ステップアップ

2 アドバイスが必要ではあるが、基本的に対応している

1 常にアドバイスを受けて対応している

◆視点　代表的な疾患に関する薬剤についての服薬指導

評価の基準：特に注意すべき事項について服薬指導ができているか。

◆チェックポイント

- 医薬品情報提供文書やお薬手帳を活用し、副作用や特に注意すべき事項に着目した服薬指導ができる。
- ハイリスク薬や特別な注意を要する医薬品に関する副作用情報（初期症状等）を提供できる。

実習の意義＆ねらい（学んでもらいたいこと）

　患者の背景、病態を考慮した服薬指導（用法、効果、副作用など）を行う。特に、ハイリスク薬の服用にあたっては積極的にアドヒアランスの確認や、特に注意しなければならない事項をマネジメントできるようになる。

実習の例示

　代表的な8疾患（p.24の「本書における用語について」参照）を含む基本的な処方箋で、疾病に着目した服薬指導を行う。また、それに含まれるハイリスク薬も意識しながら服薬指導を行う。

※実習生の成長に合わせて適当な患者を選択し、繰り返し実施する。

[資料] 改訂モデル・コアカリキュラム（F薬学臨床）のSBOs
SBOs994　施設内において使用できる医薬品の情報源を把握し、利用することができる。（知識・技能）
SBOs997　安全で有効な薬物療法に必要な医薬品情報の評価、加工を体験する。（知識・技能）

実践編II　C　保険調剤ができる《服薬指導》　step 2

C 保険調剤ができる《服薬指導》

STEP 4　　STEP 3　　STEP 2　　STEP 1

— C-STEP 3 —

目標

代表的な疾患の治療に関して、
薬学的知見に基づいた服薬指導が実践できる

パフォーマンスレベル

過去の記録、最新の医薬品情報および患者との面談から得た情報を基に指導に必要な項目を抽出・分析し、服薬指導時に活用できている。

具体的目標

1 過去の記録、最新の医薬品情報と患者との面談から収集した情報を基に治療上の問題点を把握できる。

2 患者の問題点に対する解決策に基づき、患者が理解できるように指導できる。

3 病態の変化に応じた処方薬変更の説明と継続的な指導を実践できる。

実践編II

C 保険調剤ができる《服薬指導》 step 3

Ⅱ　概略評価を行う領域について（その2）　79

具体的目標1　過去の記録、最新の医薬品情報と患者との面談から収集した情報を基に治療上の問題点を把握できる。

伸長度の確認

3 問題なく対応している　到達目標水準

2 アドバイスが必要ではあるが、基本的に対応している

1 常にアドバイスを受けて対応している

基本的にはSTEP3で最終確認します。学生の伸長度合によって、STEP4に進んでください。

◆視点　患者の治療上の問題点の発見と解析

評価の基準：面談（初回面談、服薬指導等）を通して患者の服薬上の問題点を発見し、解析できているか。

◆チェックポイント

- 残薬の状況を確認できる。
- 服用上の問題点を確認できる。
- 薬物治療の経過に合わせて副作用の頻度を判断し、初期症状を説明できる。
- 服薬指導を通して得られた情報から問題点を抽出できる。
- 面談時の観察や患者の訴えから副作用の初期症状を選別できる。

実習の意義＆ねらい（学んでもらいたいこと）

　患者の問題点を漏れのないように抽出し、正しく整理・分析ができるようになる。積極的に患者と会話をし、何気ないひと言ひと言を精査しながらアドヒアランスに影響を及ぼす内容がないか耳を傾ける。

実習の例示

　継続して治療経過を追跡できている代表的な8疾患を有する患者の服薬指導を、可能な限り指導薬剤師の助言なしに実施する。その後、内容について指導薬剤師と討議し、フィードバックを受ける。

※可能な限り、同一患者を継続して指導することが望ましい。

[資料]改訂モデル・コアカリキュラム（F薬学臨床）のSBOs

SBOs952　患者・来局者に合わせて適切な応対ができる。（態度）

SBOs953　患者・来局者から、必要な情報（症状、心理状態、既往歴、生活習慣、アレルギー歴、薬歴、副作用歴等）を適切な手順で聞き取ることができる。（知識・態度）

SBOs1020　薬物治療の効果について、患者の症状や検査所見などから評価できる。

SBOs1021　副作用の発現について、患者の症状や検査所見などから評価できる。

具体的目標2 患者の問題点に対する解決策に基づき、患者が理解できるように指導できる。

伸長度の確認
- **3** 問題なく対応している（到達目標水準）
- **2** アドバイスが必要ではあるが、基本的に対応している
- **1** 常にアドバイスを受けて対応している

基本的にはSTEP3で最終確認します。学生の伸長度合によって、STEP4に進んでください。

◆視点1　解決策に基づく服薬指導
評価の基準：問題点の解決策に基づいて、処方変更の理由等を患者にわかりやすく説明できているか。

◆チェックポイント
- 患者の理解度に応じて解決策のポイントを服薬指導できる。
- 患者に処方解析に基づいた指導ができる。

◆視点2　解決策に基づいた質疑応答
評価の基準：患者の疑問や質問に対して基本的な回答ができているか。

◆チェックポイント
- 残薬に対して具体的な指導ができる。
- 解決策の提案後に収集した新たな情報に基づき、服薬指導ができる。
- アドヒアランス向上のために、患者と話し合って解決策を指導できる。　等

実習の意義＆ねらい（学んでもらいたいこと）

患者の問題点に着目し、実現可能な解決策を立案する。それに基づき問題点をわかりやすく患者に説明し、立案した解決策を的確に実践する。そして次回の服薬指導などの面談を通して、指導した内容を患者が理解できていたか確認し、実施状況の把握および問題点が改善しなかった場合の解決策の再立案・再指導につなげ、継続して治療に関わる（患者のナラティブにも着目すること）。

実習の例示
薬物治療上の問題点を有する患者の服薬指導を体験する。そして、患者の理解度やナラティブについて指導薬剤師と討議する。

[資料] 改訂モデル・コアカリキュラム（F薬学臨床）のSBOs
　SBOs954　医師の治療方針を理解した上で、患者への適切な服薬指導を実施する。（知識・態度）

実践編II C 保険調剤ができる《服薬指導》 step 3

SBOs955 患者・来局者の病状や背景に配慮し、医薬品を安全かつ有効に使用するための服薬指導や患者教育ができる。（知識・態度）

SBOs956 妊婦・授乳婦、小児、高齢者等特別な配慮が必要な患者への服薬指導において、適切な応対ができる。（知識・態度）

SBOs957 お薬手帳、健康手帳、患者向け説明書等を使用した服薬指導ができる。（態度）

SBOs996 医療スタッフおよび患者のニーズに合った医薬品情報提供を体験する。（知識・態度）

SBOs1019 臨床検査値の変化と使用医薬品の関連性を説明できる。

具体的目標3　病態の変化に応じた処方薬変更の説明と継続的な指導を実践できる。

伸長度の確認	**3** 問題なく対応している 到達目標水準	**2** アドバイスが必要ではあるが、基本的に対応している	**1** 常にアドバイスを受けて対応している

基本的にはSTEP3で最終確認します。学生の伸長度合によって、STEP4に進んでください。

◆視点1　病状の変化と処方変更の関連
評価の基準：処方変更を病状の変化と関連付けて患者に説明できているか。

◆チェックポイント
- 処方変更の内容から病状の変化を推察し、処方変更の要点を患者に説明できる。
- さまざまな情報源を参考に、処方変更の意図を推察できる。
- 過去の指導内容を参照し、病状の変化に応じた指導ができる。

◆視点2　薬物療法の目的や生活習慣改善等の提案と意義の説明
評価の基準：薬物療法の目的・意義が説明でき、生活習慣の改善等の指導ができているか。

◆チェックポイント
- 疾患の病状に応じた治療法や生活改善の目的および具体的解決策を指導できる。
- 患者に病態をわかりやすく説明し、薬物治療を行う意義を説明できる。

実習の意義＆ねらい（学んでもらいたいこと）

継続して薬物療法を実施している患者への対応の核心部分である。時間の経過に沿って病状を分析・評価していきながら患者の状態を把握する。個々の患者に合った治療効果を高めるような生活習慣の改善のための指導や、薬物治療へのモチベーションが高まるような指導を実践する（薬物治療の意義・その薬剤を使用する目的など）。

実習の例示

継続して治療経過を追跡できている代表的な8疾患を有する患者に対し、処方変更が行われた際の服薬指導を体験する。そして、その指導内容について治療ガイドライン等と比較しながら、指導薬剤師からフィードバックを受ける。また、今後の治療方針を指導薬剤師と討議する。

実践編Ⅱ C 保険調剤ができる《服薬指導》 step 3

Ⅱ　概略評価を行う領域について（その2）　83

［資料］改訂モデル・コアカリキュラム（F薬学臨床）のSBOs

SBOs991 患者・来局者および種々の情報源（診療録、薬歴・指導記録、看護記録、お薬手帳、持参薬等）から、薬物療法に必要な情報を収集できる。（技能・態度）

SBOs992 患者の身体所見を薬学的管理に活かすことができる。（技能・態度）

SBOs994 施設内において使用できる医薬品の情報源を把握し、利用することができる。（知識・技能）

SBOs997 安全で有効な薬物療法に必要な医薬品情報の評価、加工を体験する。（知識・技能）

SBOs998 緊急安全性情報、安全性速報、不良品回収、製造中止などの緊急情報を施設内で適切に取扱うことができる。（知識・態度）

SBOs1007 患者の状態（疾患、重症度、合併症、肝・腎機能や全身状態、遺伝子の特性、心理・希望等）や薬剤の特徴（作用機序や製剤的性質等）に基づき、適切な処方を提案できる。（知識・態度）

SBOs1010 アドヒアランス向上のために、処方変更、調剤や用法の工夫が提案できる。（知識・態度）

SBOs1011 処方提案に際して、医薬品の経済性等を考慮して、適切な後発医薬品を選択できる。

SBOs1016 医薬品の効果と副作用をモニタリングするための検査項目とその実施を提案できる。（知識・技能）

SBOs1019 臨床検査値の変化と使用医薬品の関連性を説明できる。

C 保険調剤ができる《服薬指導》

STEP 4　　STEP 3　　STEP 2　　STEP 1

━ C-STEP 4 ━

目標

個々の患者の視点にたった
服薬指導ができる

パフォーマンスレベル

個々の患者の身体状況や生活環境等、情報収集した内容を分析し、その結果から指導に必要な事項を導き出し、その患者に最適な服薬指導を行える。さらに収集した情報を検討して薬歴に記録し、薬物療法に活用できている。

具体的目標

1 個々の患者の病状経過を踏まえた薬物療法を分かり易く説明できる。

2 治療上の問題点を抽出・解析し、対応策を患者に提案できる。

実践編 II

C 保険調剤ができる《服薬指導》 step 4

Ⅱ　概略評価を行う領域について（その2）　85

具体的 目標1	個々の患者の病状経過を踏まえた薬物療法を 分かり易く説明できる。

伸長度の確認

3 問題なく対応している
到達目標水準

2 アドバイスが
必要ではあるが、
基本的に対応している

1 常にアドバイスを
受けて対応している

STEP4まで到達した場合はここで最終確認します。

◆視点1　患者の病状変化を考慮した服薬指導

評価の基準：患者の病状等に応じた服薬指導ができているか。

◆チェックポイント

- 患者から収集した情報と処方内容を照らし合わせた指導ができる。
- 患者の状態を見極め、状況に応じた指導ができる。
- 患者の疑問や質問に適切に応えられる。
- 患者との面談から収集した情報を基に副作用の初期症状の可能性を推測できる。
- 指導薬剤師・処方医に患者の状態や指導内容を情報提供できる。

◆視点2　臨床検査値・各種データを基にした服薬指導

評価の基準：患者の体調の変化や臨床検査値を基に服薬指導ができているか。

◆チェックポイント

- 患者、各種データ、治療ガイドライン等から収集した患者の薬物治療に関する情報を基に総合的な指導ができる。

実習の意義＆ねらい（学んでもらいたいこと）

　患者の病状の変化を継続して観察し、それに伴う検査値の変化を把握することにより、治療薬の選択及び用法・用量の変更の意味を理解してその状況に応じた服薬指導ができるようになる。さらに副作用モニタリングなどで自らが得た情報を処方医や関係職種と共有する。また、収集した情報の解析に基づき、以後の薬物治療計画を立案し、次回の服薬指導で実践する。

実習の例示

　代表的な8疾患を有する患者に対して、次のことに留意して服薬指導とそれに続く業務を行う。
- 臨床検査値、重症度
- 処方医や関係職種との情報共有

実践編II Ⓒ 保険調剤ができる《服薬指導》 step 4

・治療計画の立案と次回の服薬指導

　代表的な8疾患を有する患者に対して、可能な限り指導薬剤師のアドバイスなしで継続的に服薬指導を行う。

※ただし、指導薬剤師は、事故や健康被害が起こらないように十分に配慮し、必要があればアドバイスを行う。

［資料］改訂モデル・コアカリキュラム（F薬学臨床）のSBOs
SBOs952　患者・来局者に合わせて適切な応対ができる。（態度）
SBOs953　患者・来局者から、必要な情報（症状、心理状態、既往歴、生活習慣、アレルギー歴、薬歴、副作用歴等）を適切な手順で聞き取ることができる。（知識・態度）
SBOs954　医師の治療方針を理解した上で、患者への適切な服薬指導を実施する。（知識・態度）
SBOs955　患者・来局者の病状や背景に配慮し、医薬品を安全かつ有効に使用するための服薬指導や患者教育ができる。（知識・態度）
SBOs956　妊婦・授乳婦、小児、高齢者等特別な配慮が必要な患者への服薬指導において、適切な応対ができる。（知識・態度）
SBOs957　お薬手帳、健康手帳、患者向け説明書等を使用した服薬指導ができる。（態度）
SBOs1016　医薬品の効果と副作用をモニタリングするための検査項目とその実施を提案できる。（知識・技能）

実践編Ⅱ

Ⓒ

保険調剤ができる《服薬指導》

step 4

Ⅱ　概略評価を行う領域について（その2）　87

具体的目標2　治療上の問題点を抽出・解析し、対応策を患者に提案できる。

伸長度の確認

3 問題なく対応している
到達目標水準

2 アドバイスが
必要ではあるが、
基本的に対応している

1 常にアドバイスを
受けて対応している

STEP4まで到達した場合はここで最終確認します。

◆視点1　継続的なアドヒアランス向上への対応

評価の基準：アドヒアランス向上のために問題点の改善に向けた継続的な対応ができているか。

◆チェックポイント

- 患者の服薬上の問題点に対して、継続的に具体的な対応ができる。
- アドヒアランスの向上に向けて、継続的に具体的な対応ができる。

◆視点2　患者の心理・生活環境を考慮した指導

評価の基準：処方箋に関連して、患者の心理的状況や生活環境を考慮したアドバイスができているか。

◆チェックポイント

- 患者の生活や社会的背景を考慮して生活習慣へのアドバイスができる。

実習の意義＆ねらい（学んでもらいたいこと）

　個々の患者の病態や検査値の変化、生活環境などの変化を捉え、その状況に応じた服薬指導を実践する。STEP4では、患者との会話から、特にアドヒアランス向上についての対応策を提案する。

実習の例示

　代表的な8疾患を有する患者に対して、可能な限り指導薬剤師のアドバイスなしで継続的に服薬指導を行う。

※ただし、指導薬剤師は、事故や健康被害が起こらないように十分に配慮し、必要があればアドバイスを行う。

[資料] 改訂モデル・コアカリキュラム（F薬学臨床）のSBOs
　SBOs997　安全で有効な薬物療法に必要な医薬品情報の評価、加工を体験する。（知識・技能）
　SBOs998　緊急安全性情報、安全性速報、不良品回収、製造中止などの緊急情報を施設内で適切に取扱うことができる。（知識・態度）
　SBOs1007　患者の状態（疾患、重症度、合併症、肝・腎機能や全身状態、遺伝子の特性、心理・希望等）

実践編II

C 保険調剤ができる《服薬指導》step4

や薬剤の特徴（作用機序や製剤的性質等）に基づき、適切な処方を提案できる。（知識・態度）
SBOs1010　アドヒアランス向上のために、処方変更、調剤や用法の工夫が提案できる。（知識・態度）
SBOs1011　処方提案に際して、医薬品の経済性等を考慮して、適切な後発医薬品を選択できる。

memo

D 処方設計と薬物療法《薬物療法の実践》

STEP 4　　STEP 3　　STEP 2　　STEP 1

── D-STEP 1 ──

目標

医薬品情報や患者情報から
治療の問題点を認識する

パフォーマンスレベル

薬物療法の有効性、服薬状況などの基本的な安全性の問題点を認識し、一連の情報を整理できている。

具体的目標

1 医薬品に関する文書情報と患者から収集した情報から、患者の治療上の問題点の有無に気づくことができる。

2 収集した情報の薬物療法への活用を試みる。

実践編Ⅱ

D

処方設計と薬物療法《薬物療法の実践》

step 1

Ⅱ　概略評価を行う領域について（その2）　91

具体的目標1 医薬品に関する文書情報と患者から収集した情報から、患者の治療上の問題点の有無に気づくことができる。

伸長度の確認

3 問題なく対応している ステップアップ

2 アドバイスが必要ではあるが、基本的に対応している

1 常にアドバイスを受けて対応している

実践編II

D

処方設計と薬物療法《薬物療法の実践》

step 1

◆視点　治療上の問題点の気づき

評価の基準：収集した情報から患者の治療における問題がある（またはない）と認識できているか。

◆チェックポイント

- 収集した情報を整理し、それらを基に治療効果の有無や副作用・相互作用の発現に気づくことができる。
- 残薬の有無を確認でき、アドヒアランスだけでなく薬物療法の効果にも着目できる。

実習の意義＆ねらい（学んでもらいたいこと）

　薬物療法の評価をするにあたって、まずこの段階では収集した情報から実施している薬物治療に問題があるか気づくことができるようになる。

　情報の収集の際には、特に患者の何気ない言葉の中に重要な情報が隠れていることを学ぶ。

　また、ここでは領域「C服薬指導」のSTEP1で学んだように、患者本人を含め、薬歴など種々の情報源から情報を収集するのは、患者の問題の早期解決のきっかけを掴み、より良い薬物療法に結びつけるためであることを強く意識させる。

実習の例示

　単純な処方箋を選び、収集した情報（患者の様子や訴えの観察、服薬状況の確認、血液検査の結果など）を基に、指導薬剤師とともに薬物治療の妥当性を検討する。

※実習生自身が服薬指導を行った患者に加え、実習施設の他の症例についても検討し、経験を積むようにする。

[資料]改訂モデル・コアカリキュラム（F薬学臨床）のSBOs
SBOs994　施設内において使用できる医薬品の情報源を把握し、利用することができる。（知識・技能）
SBOs1005　代表的な疾患の患者について、診断名、病態、科学的根拠等から薬物治療方針を確認できる。
SBOs1018　薬物血中濃度の推移から薬物療法の効果および副作用について予測できる。（知識・技能）
SBOs1019　臨床検査値の変化と使用医薬品の関連性を説明できる。
SBOs1020　薬物治療の効果について、患者の症状や検査所見などから評価できる。
SBOs1021　副作用の発現について、患者の症状や検査所見などから評価できる。
SBOs1023　報告に必要な要素（5W1H）に留意して、収集した患者情報を正確に記載できる。（技能）

具体的目標2　収集した情報の薬物療法への活用を試みる。

伸長度の確認
- 3　問題なく対応している　ステップアップ
- 2　アドバイスが必要ではあるが、基本的に対応している
- 1　常にアドバイスを受けて対応している

実践編Ⅱ　D　処方設計と薬物療法《薬物療法の実践》　step 1

◆**視点**　疾病の状況と関連づけた処方意図の理解と説明
　評価の基準：単純な処方について、患者に処方意図と疾病の状況を関連づけて薬物療法（服薬方法、薬剤の特性等）に関する情報を提供できているか。

◆**チェックポイント**
- 収集した情報を基に処方意図を理解することができる。
- 疾病の状況と関連づけて処方意図をわかりやすく患者に説明できる。
- 患者との会話から、疾病や処方薬に対する患者の理解度を確認できる。

実習の意義＆ねらい（学んでもらいたいこと）

　薬物療法における処方設計の立案・提案の初期段階として、医師が考える処方意図を理解し、収集した情報を基に「なぜこの薬が処方されたか」について、疾患と処方薬の関係を患者にわかりやすく説明できるようになる。薬剤の効能・効果のみにとらわれることなく、疾病の状態を意識した説明をできることが望ましい。そのことでSTEP2以降での薬物治療計画の立案・提案につなげる。

実習の例示
　単純な処方箋で医師の処方意図を解析し、患者との会話などから得た情報と関連づけて指導薬剤師のアドバイスのもと患者に説明する。
　※実習生の成長に合わせて徐々に難易度を上げていく。

[資料] 改訂モデル・コアカリキュラム（F薬学臨床）のSBOs
- SBOs995　薬物療法に対する問い合わせに対し、根拠に基づいた報告書を作成できる。（知識・技能）
- SBOs996　医療スタッフおよび患者のニーズに合った医薬品情報提供を体験する。（知識・態度）
- SBOs997　安全で有効な薬物療法に必要な医薬品情報の評価、加工を体験する。（知識・技能）
- SBOs998　緊急安全性情報、安全性速報、不良品回収、製造中止などの緊急情報を施設内で適切に取扱うことができる。（知識・態度）
- SBOs1006　治療ガイドライン等を確認し、科学的根拠に基づいた処方を立案できる。
- SBOs1007　患者の状態（疾患、重症度、合併症、肝・腎機能や全身状態、遺伝子の特性、心理・希望等）や薬剤の特徴（作用機序や製剤的性質等）に基づき、適切な処方を提案できる。（知識・態度）
- SBOs1010　アドヒアランス向上のために、処方変更、調剤や用法の工夫が提案できる。（知識・態度）
- SBOs1011　処方提案に際して、医薬品の経済性等を考慮して、適切な後発医薬品を選択できる。

SBOs1012 処方提案に際し、薬剤の選択理由、投与量、投与方法、投与期間等について、医師や看護師等に判りやすく説明できる。（知識・態度）

SBOs1016 医薬品の効果と副作用をモニタリングするための検査項目とその実施を提案できる。（知識・技能）

SBOs1017 薬物血中濃度モニタリングが必要な医薬品が処方されている患者について、血中濃度測定の提案ができる。（知識・態度）

SBOs1022 薬物治療の効果、副作用の発現、薬物血中濃度等に基づき、医師に対し、薬剤の種類、投与量、投与方法、投与期間等の変更を提案できる。（知識・態度）

SBOs1023 報告に必要な要素（5W1H）に留意して、収集した患者情報を正確に記載できる。（技能）

SBOs1024 患者の薬物治療上の問題点を列挙し、適切な評価と薬学的管理の立案を行い、SOAP形式等で適切に記録する。（知識・技能）

SBOs1025 医薬品・医療機器等安全性情報報告用紙に、必要事項を記載できる。（知識・技能）

D 処方設計と薬物療法《薬物療法の実践》

STEP 4　　STEP 3　　**STEP 2**　　STEP 1

━━ D-STEP 2 ━━

目標

医薬品情報と患者情報を
合わせた解析ができる

パフォーマンスレベル

収集した患者情報および処方内容から薬物療法に係る基本的情報の加工ができ、医薬品情報や治療ガイドラインを参考にして、基本的な処方の想定と実際の処方内容から病態を確認できている。

具体的目標

1 文書および患者からの情報を抽出し服薬指導に必要な情報に加工できる。

2 代表的な疾患に関して、処方内容が適当かどうか、エビデンスに基づいて評価できる。

実践編 II

D

処方設計と薬物療法《薬物療法の実践》

step 2

Ⅱ　概略評価を行う領域について（その2）　95

具体的目標1 文書および患者からの情報を抽出し 服薬指導に必要な情報に加工できる。

伸長度の確認

3 問題なく対応している ステップアップ

2 アドバイスが 必要ではあるが、 基本的に対応している

1 常にアドバイスを 受けて対応している

◆**視点** 処方内容・患者からの情報を基にした薬剤情報提供文書の作成

評価の基準：処方内容・患者情報を分析し、状況に合わせた薬剤情報提供文書（お薬手帳を含む）を作成できているか。

◆**チェックポイント**

- 処方解析に基づいて薬剤情報提供文書を作成できる。
- 添付文書から提供すべき項目を抽出し、わかりやすく表現できる。
- 面談で得られた患者情報を加味して薬剤情報提供文書を加工できる。
- 患者の訴えから状態を推測し、提供すべき情報とそれ以外を区別できる。
- 処方薬から病名・症状等を推察し、必要な情報を提供できる。

実習の意義＆ねらい（学んでもらいたいこと）

本STEPの具体的目標2において処方内容の妥当性を確認する材料として、薬歴や医薬品情報などの文書情報や患者との面談で得た情報を分析し、服薬指導に必要な情報に加工できるようになる。

実習の例示

代表的な8疾患の中から実習生の能力に応じて指導薬剤師が選んだ特定の患者について、可能な限り継続して対応し、以下の実習を行う。

①個々の患者に合った適切な薬剤情報提供文書を作成する。

②作成した薬剤情報提供文書を利用して服薬指導を行う。

※実習生の成長に合わせて徐々に機会を増やす。

[資料]改訂モデル・コアカリキュラム（F薬学臨床）のSBOs

SBOs954 医師の治療方針を理解した上で、患者への適切な服薬指導を実施する。（知識・態度）

SBOs992 患者の身体所見を薬学的管理に活かすことができる。（技能・態度）

SBOs997 安全で有効な薬物療法に必要な医薬品情報の評価、加工を体験する。（知識・技能）

SBOs998 緊急安全性情報、安全性速報、不良品回収、製造中止などの緊急情報を施設内で適切に取扱うことができる。（知識・態度）

SBOs1005 代表的な疾患の患者について、診断名、病態、科学的根拠等から薬物治療方針を確認できる。

SBOs1010 アドヒアランス向上のために、処方変更、調剤や用法の工夫が提案できる。（知識・態度）

SBOs1023　報告に必要な要素（5W1H）に留意して、収集した患者情報を正確に記載できる。（技能）
SBOs1024　患者の薬物治療上の問題点を列挙し、適切な評価と薬学的管理の立案を行い、SOAP形式等で
　　　　　　適切に記録する。（知識・技能）

実践編 II

D

処方設計と薬物療法《薬物療法の実践》

step 2

II　概略評価を行う領域について（その2）　97

具体的 目標2　代表的な疾患に関して、処方内容が適当かどうか、エビデンスに基づいて評価できる。

伸長度の確認

3 問題なく対応している ステップアップ

2 アドバイスが必要ではあるが、基本的に対応している

1 常にアドバイスを受けて対応している

実践編II

D

処方設計と薬物療法《薬物療法の実践》 step 2

◆視点1　処方内容の妥当性の評価

評価の基準：代表的な8疾患に関して処方内容が適当かどうか確認できているか。

◆チェックポイント

- 臨床検査値と患者の状態から効果の確認と副作用の有無を推測できる。
- 医薬品情報および治療ガイドラインと実際の処方を比較し、評価できる。

◆視点2　代替処方の立案

評価の基準：単純な処方について代替処方を立案できているか。

◆チェックポイント

- 実際の処方から他の薬剤への変更案を作成できる。
- 立案した代替処方の根拠を指導薬剤師に説明できる。

実習の意義＆ねらい（学んでもらいたいこと）

　個々の患者の薬物療法を、病状や治療の経過と結び付けて評価する。その際、常に科学的根拠（治療ガイドラインなど）を基に評価する習慣を身につける。

　患者の処方箋の内容が「妥当かどうか」を総合的に判断できるようになる。また、副作用などの発現や治療効果が得られない場合の対応策の提案ができるようになる。

実習の例示

　代表的な8疾患の中から実習生のレベルに合わせて指導薬剤師が選んだ特定の患者について、可能な限り継続して患者をモニターしながら、薬物療法の妥当性を評価する。

[資料]改訂モデル・コアカリキュラム（F薬学臨床）のSBOs
- SBOs995　薬物療法に対する問い合わせに対し、根拠に基づいた報告書を作成できる。（知識・技能）
- SBOs996　医療スタッフおよび患者のニーズに合った医薬品情報提供を体験する。（知識・態度）
- SBOs1006　治療ガイドライン等を確認し、科学的根拠に基づいた処方を立案できる。
- SBOs1007　患者の状態（疾患、重症度、合併症、肝・腎機能や全身状態、遺伝子の特性、心理・希望等）や薬剤の特徴（作用機序や製剤的性質等）に基づき、適切な処方を提案できる。（知識・態度）
- SBOs1011　処方提案に際して、医薬品の経済性等を考慮して、適切な後発医薬品を選択できる。

SBOs1012 処方提案に際し、薬剤の選択理由、投与量、投与方法、投与期間等について、医師や看護師等に判りやすく説明できる。（知識・態度）

SBOs1016 医薬品の効果と副作用をモニタリングするための検査項目とその実施を提案できる。（知識・技能）

SBOs1017 薬物血中濃度モニタリングが必要な医薬品が処方されている患者について、血中濃度測定の提案ができる。（知識・態度）

SBOs1018 薬物血中濃度の推移から薬物療法の効果および副作用について予測できる。（知識・技能）

SBOs1019 臨床検査値の変化と使用医薬品の関連性を説明できる。

SBOs1020 薬物治療の効果について、患者の症状や検査所見などから評価できる。

SBOs1021 副作用の発現について、患者の症状や検査所見などから評価できる。

SBOs1022 薬物治療の効果、副作用の発現、薬物血中濃度等に基づき、医師に対し、薬剤の種類、投与量、投与方法、投与期間等の変更を提案できる。（知識・態度）

SBOs1025 医薬品・医療機器等安全性情報報告用紙に、必要事項を記載できる。（知識・技能）

memo

D 処方設計と薬物療法《薬物療法の実践》

STEP 4　　STEP 3　　STEP 2　　STEP 1

D-STEP 3

目標

薬物治療に関する
基本的な評価と提案ができる

パフォーマンスレベル

薬歴や服薬指導を通して、薬物療法の効果を評価し問題点（副作用など）を発見・抽出し、対応策の提案を実践できている。また、それらの内容を他の薬剤師と共有するための記録が適切に実施できている。

具体的目標

1 薬物治療上の問題点を正確に抽出・解析し、問題点の対応策を提案できる。

2 薬物治療の効果等に関して継続的な管理が適切に実践できる。

具体的目標1　薬物治療上の問題点を正確に抽出・解析し、問題点の対応策を提案できる。

伸長度の確認

3 問題なく対応している
到達目標水準

2 アドバイスが
必要ではあるが、
基本的に対応している

1 常にアドバイスを
受けて対応している

基本的にはSTEP3で最終確認します。学生の伸長度合によって、STEP4に進んでください。

◆視点1　モニタリングすべき項目の抽出

評価の基準：患者情報や薬歴から問題点（モニタリングすべき項目）を抽出できているか。

◆チェックポイント

- 使用上の注意（投与禁忌、併用禁忌、併用注意等）の観点からモニタリングすべき項目を抽出できる。
- 副作用の発現頻度等を勘案し、確認すべき事項を抽出できる。
- 実習施設内の患者情報の記録から禁忌・相互作用の確認ができる。

◆視点2　アドヒアランスに関する問題点の抽出とその対応

評価の基準：アドヒアランスに関する問題点を抽出できているか。

◆チェックポイント

- 薬歴から残薬やアドヒアランスの状況を推測できる。
- 患者の状況を判断し、アドヒアランス向上のための工夫ができる（薬袋等）。

◆視点3　副作用の早期発見とその対応

評価の基準：代表的な8疾患に関する薬剤について、副作用の初期症状を確認できているか。

◆チェックポイント

- 発現する可能性のある副作用について、その初期症状を確認できる。
- その他の発現率が高い副作用等の回避方法を提案できる。

実習の意義＆ねらい（学んでもらいたいこと）

　服薬状況や副作用・相互作用の発生の有無を確認し、患者の回復状況（現状維持を含む）が確認できるようになることを目指す。例えば、アドヒアランスが不十分である場合には、その原因を探り、対応策を講じる。また、副作用が予想される場合にはその予防策を、発生した場合にはその対応策を講じる。そしてこれらの内容を、服薬指導などの患者面談を通して対応で

きるようになる。

STEP3では、STEP2での実習内容にさらに深みを加え、薬物療法を実施するときに、患者の何を観察し、どのように考えて治療を進めていくかを中心に、一連の行動が実施できるようになることを目指す。いわゆる問題志向型システム（Problem-oriented system：POS）の実践方法を、繰り返しの体験を通して身につける。

※POSのサイクル
①問題点の抽出と明確化：患者の基礎情報を収集し、何が問題かを考える。
②治療計画の立案（Plan）：薬歴にSOAP形式などで情報を整理して記録し、治療計画（CP）、観察計画（OP）、教育計画（EP）を立てる。
③計画の実行（Do）：計画に沿って薬物治療を実施する。
④経過観察と記録：患者との面談など（臨床検査値を含む）から効果（副作用・相互作用を含む）を確認するために必要な情報を収集する。
⑤監査（評価）（Check）：薬歴にSOAP形式などで経過を整理して記録し、治療効果が十分出ているかどうか評価する。変更（中止を含む）か継続かを見極め、もし効果がない場合や、副作用・相互作用等が発現している場合は、その原因と対応策を考える。
⑥治療への反映（Action）：評価結果を基に次の治療にフィードバックする。

実習の例示

代表的な8疾患を有し、継続して治療経過を追跡できている患者に対して、可能な限り指導薬剤師のアドバイスなしに、薬効の発現状況（副作用・相互作用などを含む）から患者の回復状況（現状維持を含む）を確認する（上記POSのサイクル①〜③参照）。その後、それらの内容について指導薬剤師からフィードバックを受ける。
※本STEPの具体的目標1および2は一連の業務であるため、1および2とも同じ患者で実習することが望ましい。
※患者への面談の成否が治療の成果を左右するので、正しい事実を漏れなく情報として収集するには、話しやすい雰囲気作りや、わかりやすい言葉で話す姿勢が求められる。常に患者の表情、仕草、会話のトーンなど、一挙手一投足を観察しながら、気持ちにも配慮した会話を心掛けるよう指導する。

[資料]改訂モデル・コアカリキュラム（F薬学臨床）のSBOs
SBOs924　薬歴、診療録、患者の状態から判断して適切に疑義照会ができる。（技能・態度）
SBOs954　医師の治療方針を理解した上で、患者への適切な服薬指導を実施する。（知識・態度）
SBOs992　患者の身体所見を薬学的管理に活かすことができる。（技能・態度）
SBOs995　薬物療法に対する問い合わせに対し、根拠に基づいた報告書を作成できる。（知識・技能）
SBOs996　医療スタッフおよび患者のニーズに合った医薬品情報提供を体験する。（知識・態度）
SBOs1007　患者の状態（疾患、重症度、合併症、肝・腎機能や全身状態、遺伝子の特性、心理・希望等）や薬剤の特徴（作用機序や製剤的性質等）に基づき、適切な処方を提案できる。（知識・態度）
SBOs1010　アドヒアランス向上のために、処方変更、調剤や用法の工夫が提案できる。（知識・態度）
SBOs1012　処方提案に際し、薬剤の選択理由、投与量、投与方法、投与期間等について、医師や看護師等に判りやすく説明できる。（知識・態度）

SBOs1016　医薬品の効果と副作用をモニタリングするための検査項目とその実施を提案できる。（知識・技能）

SBOs1020　薬物治療の効果について、患者の症状や検査所見などから評価できる。

SBOs1021　副作用の発現について、患者の症状や検査所見などから評価できる。

SBOs1022　薬物治療の効果、副作用の発現、薬物血中濃度等に基づき、医師に対し、薬剤の種類、投与量、投与方法、投与期間等の変更を提案できる。（知識・態度）

SBOs1025　医薬品・医療機器等安全性情報報告用紙に、必要事項を記載できる。（知識・技能）

具体的目標2　薬物治療の効果等に関して継続的な管理が適切に実践できる。

伸長度の確認　**3** 問題なく対応している **到達目標水準**　**2** アドバイスが必要ではあるが、基本的に対応している　**1** 常にアドバイスを受けて対応している

基本的にはSTEP3で最終確認します。学生の伸長度合によって、STEP4に進んでください。

◆視点1　患者への説明と薬歴への記録
評価の基準：説明した解決策と患者の反応を整理し、薬歴に記載できているか。

◆チェックポイント
- 継続した服薬指導を行うための次回の計画を薬歴に記載できる。
- 指導した内容や検討された事項を薬歴に記載できる。

◆視点2　各種データからの効果確認と解析
評価の基準：治療薬の有効性、安全性を確認できているか。

◆チェックポイント
- 臨床検査値から治療効果や安全性を確認できる。
- 収集した薬物治療に関する情報から薬物治療の経過を説明できる。
- 緩和された症状や体調の変化を総合して薬物治療の効果、副作用の有無を推測できる。

実習の意義＆ねらい（学んでもらいたいこと）

本STEPの具体的目標1で行った治療計画の評価に基づき、患者にわかりやすく説明することで治療効果を上げる。また、医療従事者間で、治療中の病状の変化（改善・増悪）についての継続的な管理ができるように、薬歴に情報を漏れなく記録・整理して情報共有し、正確に分析を行うことで、治療計画を立てられるようになる。

実習の例示
代表的な8疾患を有し、継続して治療経過を追跡できている患者に対して、可能な限り指導薬剤師のアドバイスなしに患者の経過を注意深く観察し、副作用の発現などを含めて治療効果を確認する。そして、その情報を薬歴に整理して記録する（p.103のPOSのサイクル④〜⑥参照）。その後、それらの内容について指導薬剤師からフィードバックを受ける。
※本STEPの具体的目標1および2は一連の業務であるため、1および2とも同じ患者で実習することが望ましい。

［資料］改訂モデル・コアカリキュラム（F薬学臨床）のSBOs

SBOs958 　収集した患者情報を薬歴や診療録に適切に記録することができる。（知識・技能）

SBOs1005 　代表的な疾患の患者について、診断名、病態、科学的根拠等から薬物治療方針を確認できる。

SBOs1006 　治療ガイドライン等を確認し、科学的根拠に基づいた処方を立案できる。

SBOs1011 　処方提案に際して、医薬品の経済性等を考慮して、適切な後発医薬品を選択できる。

SBOs1017 　薬物血中濃度モニタリングが必要な医薬品が処方されている患者について、血中濃度測定の提案ができる。（知識・態度）

SBOs1018 　薬物血中濃度の推移から薬物療法の効果および副作用について予測できる。（知識・技能）

SBOs1019 　臨床検査値の変化と使用医薬品の関連性を説明できる。

SBOs1023 　報告に必要な要素（5W1H）に留意して、収集した患者情報を正確に記載できる。（技能）

SBOs1024 　患者の薬物治療上の問題点を列挙し、適切な評価と薬学的管理の立案を行い、SOAP形式等で適切に記録する。（知識・技能）

別紙

日薬業発第 34 号
令和 3 年 4 月 28 日

都道府県薬剤師会
　薬局実務実習ご担当役員殿

日 本 薬 剤 師 会
担当副会長　田 尻　泰 典

「薬局実務実習指導の手引き 2018 年版」に関する追補の作成について

　平素より本会会務に格別のご高配を賜り厚く御礼申し上げます。

　さて、本会では平成 31 年 2 月より開始された、改訂モデル・コアカリキュラム（以下、「改訂コアカリ」）に基づく薬局実務実習に対応した指導薬剤師向け書籍として、「薬局実務実習指導の手引き 2018 年版」（以下、「手引き」）を平成 30 年（2018 年）4 月に作成し、多くの指導薬剤師に活用いただいております。一方で、本会が手引きの活用状況や改訂コアカリに基づく実務実習の実施状況全般を把握するため、令和元年 8 月に、令和元年度第Ⅰ期、Ⅱ期の受入薬局を対象に実施したアンケート調査（令和 2 年 6 月 24 日付、日薬業発第 173 号参照）等から、手引きの活用に関する課題が抽出されました。このため、本会薬学教育委員会ではそれらの課題を解決し、手引きの一層の有効活用を図るため、手引きに関する追補を作成することとして取り組んで参りましたが、今般別添のとおり完成いたしましたので、ご案内申し上げます。

　つきましては、会務ご多忙の折、誠に恐縮ですが、本追補のご活用につき、指導薬剤師をはじめとする貴会関係者にご案内賜りますよう、よろしくお願い申し上げます。

　なお、薬学実務実習に関する連絡会議では同会議作成の「薬学実務実習の評価の観点について（例示）」と本会の手引きにおける概略評価との対応関係等を整理するため、「薬学実務実習の概略評価の例示について（補足）」（平成 31 年 3 月 19 日一部改訂）を作成しており（平成 31 年 3 月 27 日付、日薬業発第 453 号参照）、同資料を本追補の巻末資料として掲載しておりますので、併せてご参照願います。

記

【追補掲載ページ】
HOME ＞ 日本薬剤師会の活動 ＞ 薬学教育・実務実習 ＞ 薬局実務実習の受入・指導のための資料等
URL：https://www.nichiyaku.or.jp/activities/training/index.html

以　上

2021 年 5 月

「改訂モデル・コアカリキュラム対応　薬局実務実習指導の手引き　2018 年版」
に関する追補の作成について

　2018 年 4 月に発行いたしました当社書籍「改訂モデル・コアカリキュラム対応　薬局実務実習指導の手引き　2018 年版」につきまして、編者である公益社団法人日本薬剤師会より、本書に関する追加解説等をまとめた追補が作成され、別紙のとおり（裏面参照）令和 3 年 4 月 28 日付けで案内が発出されました。

　追補の内容につきましては、日本薬剤師会ホームページ（HOME ＞ 日本薬剤師会の活動 ＞ 薬学教育・実務実習 ＞ 薬局実務実習の受入・指導のための資料等（https://www.nichiyaku.or.jp/activities/training/index.html））に掲載されております（https://www.nichiyaku.or.jp/assets/uploads/activities/20210506.pdf）ので、ご参照のうえ、引き続き本書をご活用いただけますと幸いです（日本薬剤師会会員以外の方も閲覧できます）。

　今後ともよろしくお願い申し上げます。

株式会社　薬事日報社

D 処方設計と薬物療法《薬物療法の実践》

STEP 4　　STEP 3　　STEP 2　　STEP 1

— D-STEP 4 —

目標

薬物治療の経過に応じた対応ができる

パフォーマンスレベル
薬物治療に関する経過モニタリングを基に患者の状況を総合的に判断して適切な対応ができ、より治療効果の高い処方提案ができている。

具体的目標

1 効果不十分や副作用発現時の対応を適切に行うことができる。

2 処方医との治療薬物に関するモニタリング情報の共有や治療薬変更の提案を実践できる。

3 服薬指導した薬物治療に関する情報を分析し、他の薬剤師と共有できるよう記録できる。

実践編Ⅱ

D 処方設計と薬物療法《薬物療法の実践》 step 4

Ⅱ　概略評価を行う領域について（その2）　107

具体的目標1 効果不十分や副作用発現時の対応を適切に行うことができる。

実践編II

D

処方設計と薬物療法《薬物療法の実践》

step 4

伸長度の確認

3 問題なく対応している
到達目標水準

2 アドバイスが必要ではあるが、基本的に対応している

1 常にアドバイスを受けて対応している

STEP4まで到達した場合はここで最終確認します。

◆視点　副作用発現時の薬剤師としての対応

　評価の基準：効果・副作用発現の有無に気を配り、必要に応じて適切な対応ができているか。

◆チェックポイント

- 医薬品・医療機器等安全性情報報告制度への報告にあたって必要な事項を記載できる。
- 患者の治療上の問題点（効果不十分、副作用）に対して具体的な対応策を提案できる。
- 薬歴等から指導すべき内容を抽出して確実に確認ができる。

[資料] 改訂モデル・コアカリキュラム（F薬学臨床）のSBOs

SBOs954　医師の治療方針を理解した上で、患者への適切な服薬指導を実施する。（知識・態度）
SBOs992　患者の身体所見を薬学的管理に活かすことができる。（技能・態度）
SBOs996　医療スタッフおよび患者のニーズに合った医薬品情報提供を体験する。（知識・態度）
SBOs1020　薬物治療の効果について、患者の症状や検査所見などから評価できる。
SBOs1021　副作用の発現について、患者の症状や検査所見などから評価できる。
SBOs1022　薬物治療の効果、副作用の発現、薬物血中濃度等に基づき、医師に対し、薬剤の種類、投与量、投与方法、投与期間等の変更を提案できる。（知識・態度）
SBOs1023　報告に必要な要素（5W1H）に留意して、収集した患者情報を正確に記載できる。（技能）
SBOs1025　医薬品・医療機器等安全性情報報告用紙に、必要事項を記載できる。（知識・技能）

具体的目標2　処方医との治療薬物に関するモニタリング情報の共有や治療薬変更の提案を実践できる。

伸長度の確認

3 問題なく対応している
到達目標水準

2 アドバイスが必要ではあるが、基本的に対応している

1 常にアドバイスを受けて対応している

STEP4まで到達した場合はここで最終確認します。

◆視点1　医師への情報提供と処方変更の提案

評価の基準：事前に提供する情報の問題点の明確化とその解決策を立案し、処方提案できているか。

◆チェックポイント

- 情報提供すべき内容の要点を明確に記載した医療関係者への服薬情報提供文書を作成できる。
- 疑義照会において、処方変更等の堤案ができる。

◆視点2　医師への情報提供

評価の基準：問題点の解決策を医師に提案できているか。

◆チェックポイント

- 患者の治療上の問題点（副作用）に対して具体的な対応策を提案できる。
- 疑義照会において、医師に処方変更を提案できる。
- 疑義照会において、医師に薬物療法の継続・中止の提案ができる。

◆視点3　治療薬変更後の患者管理

評価の基準：治療薬の変更・追加後の患者の服薬管理ができているか。

◆チェックポイント

- 病態の変化の状況を確認でき、追加された医薬品の使用意図・意義をわかりやすく説明できる。
- 後発医薬品に変更した場合の体調の変化等を追跡できる。
- 追加された医薬品について、患者の体調の変化等を追跡できる。

実践編II

D 処方設計と薬物療法《薬物療法の実践》

step 4

Ⅱ　概略評価を行う領域について（その2）　109

[資料] 改訂モデル・コアカリキュラム（F薬学臨床）のSBOs

SBOs924　薬歴、診療録、患者の状態から判断して適切に疑義照会ができる。（技能・態度）

SBOs995　薬物療法に対する問い合わせに対し、根拠に基づいた報告書を作成できる。（知識・技能）

SBOs1005　代表的な疾患の患者について、診断名、病態、科学的根拠等から薬物治療方針を確認できる。

SBOs1006　治療ガイドライン等を確認し、科学的根拠に基づいた処方を立案できる。

SBOs1007　患者の状態（疾患、重症度、合併症、肝・腎機能や全身状態、遺伝子の特性、心理・希望等）や薬剤の特徴（作用機序や製剤的性質等）に基づき、適切な処方を提案できる。（知識・態度）

SBOs1010　アドヒアランス向上のために、処方変更、調剤や用法の工夫が提案できる。（知識・態度）

SBOs1011　処方提案に際して、医薬品の経済性等を考慮して、適切な後発医薬品を選択できる。

SBOs1012　処方提案に際し、薬剤の選択理由、投与量、投与方法、投与期間等について、医師や看護師等に判りやすく説明できる。（知識・態度）

SBOs1016　医薬品の効果と副作用をモニタリングするための検査項目とその実施を提案できる。（知識・技能）

SBOs1017　薬物血中濃度モニタリングが必要な医薬品が処方されている患者について、血中濃度測定の提案ができる。（知識・態度）

SBOs1018　薬物血中濃度の推移から薬物療法の効果および副作用について予測できる。（知識・技能）

SBOs1019　臨床検査値の変化と使用医薬品の関連性を説明できる。

具体的目標3 服薬指導した薬物治療に関する情報を分析し、他の薬剤師と共有できるよう記録できる。

伸長度の確認

3 問題なく対応している
到達目標水準

2 アドバイスが必要ではあるが、基本的に対応している

1 常にアドバイスを受けて対応している

STEP4まで到達した場合はここで最終確認します。

◆**視点** 患者モニタリングで得られる情報の整理と記録

評価の基準：服薬上の問題点や経過情報の内容（体調の変化、生活の変化等）の要点を整理し、薬歴に記載できているか。

◆**チェックポイント**

- 問題点を他の薬剤師と共有し、解決するための方法をSOAP形式等で薬歴に記載できる。
- 実践した服薬指導の内容をSOAP形式等で薬歴に記載できる。
- 情報提供すべき内容の要点を明確に記載した服薬情報提供文書を作成できる。

［資料］改訂モデル・コアカリキュラム（F薬学臨床）のSBOs

SBOs958 収集した患者情報を薬歴や診療録に適切に記録することができる。（知識・技能）

SBOs994 施設内において使用できる医薬品の情報源を把握し、利用することができる。（知識・技能）

SBOs995 薬物療法に対する問い合わせに対し、根拠に基づいた報告書を作成できる。（知識・技能）

SBOs997 安全で有効な薬物療法に必要な医薬品情報の評価、加工を体験する。（知識・技能）

SBOs998 緊急安全性情報、安全性速報、不良品回収、製造中止などの緊急情報を施設内で適切に取扱うことができる。（知識・態度）

SBOs1023 報告に必要な要素（5W1H）に留意して、収集した患者情報を正確に記載できる。（技能）

SBOs1024 患者の薬物治療上の問題点を列挙し、適切な評価と薬学的管理の立案を行い、SOAP形式等で適切に記録する。（知識・技能）

実践編Ⅱ

D

処方設計と薬物療法《薬物療法の実践》

step 4

Ⅱ 概略評価を行う領域について（その2） **111**

実習の意義＆ねらい（学んでもらいたいこと）（具体的目標1・2・3）

STEP4はSTEP3で学んだことを土台にした総合実習となる。実習生が薬物療法の計画立案（提案）、実施、経過観察、監査、フィードバックという、いわゆるPOSのサイクルを将来自分の力で実行できるようになるために、主体的に患者の薬物療法に関与して、薬物療法実践のためのスキル向上を目指す。

【具体的目標1：患者の治療上の問題点への対応】

服薬指導等、面談を通して患者を観察し、副作用・相互作用の有無を確認する努力を継続する。仮に副作用を発見した際には、薬剤師として対応すべき内容を自ら考え、実施できることを目指す。患者応対にとどまらず、副作用救済制度や医薬品・医療機器等安全性情報報告制度などへの対応も機会があれば経験する。

【具体的目標2：薬物療法のモニタリング（経過観察）】

これまでに学んできた内容を総合して繰り返し実習を行うことで、医師への情報提供と処方提案、薬物療法の継続・中止・変更の判断など、患者のQOLの早期改善のために自分の力で臨機応変に対応できるようになることを目指す。

【具体的目標3：情報の共有】

STEP1、2、3での体験を通して習得してきた内容を基に、患者の薬物治療に関する情報を「収集し、薬歴への記載を通して分析、整理」する能力、収集した情報を患者や他の薬剤師等へ「提供し、活用」する能力、患者の情報から「問題点を発見・解決」する能力について、さらに繰り返し体験を積み、実習生が自分の力で効果的に情報を取り扱えるように磨きをかける。

「患者の薬物治療に果たす薬剤師の役割とは何か」を考える機会は実習生にとって重要な意味をもつ。

実習の例示（具体的目標1・2・3　まとめ）

継続して治療経過を追跡できている代表的な8疾患を有する患者に対して、実習生が自分の力で総合的に薬物治療モニタリングを行う。その内容については指導薬剤師等から、カンファレンスなどを通じてフィードバックを受ける。

実習生の能力に応じて、合併症を持つ患者の治療も体験できると良い。

本STEPの具体的目標3においても、具体的目標1および2で対象となった患者について引き続き実習を行う。

※実習中の、医薬品・医療機器等安全性情報報告に該当するケースにおいては、報告用紙に必要事項を記載することを体験させる。

memo

Ⅲ 実務実習記録評価を行う領域について
～在宅、プライマリケア、地域のチーム医療など～

実践編Ⅲ

1. 実践の場で学ぶ「地域の医療・保健・福祉」

本章では、改訂コアカリ【F薬学臨床】の中項目の【(4)チーム医療への参画】、【(5)地域の保健・医療・福祉への参画】にあたる範囲について取り扱います。この領域では実務実習記録による評価を行います。

〈実務実習記録による評価を行う領域と観点〉

(4)チーム医療への参画

　①医療機関におけるチーム医療（病院実習）

　②地域におけるチーム医療（薬局実習）

(5)地域の医療・保健・福祉への参画

　①在宅（訪問）医療・介護への参画

　②地域保健（公衆衛生、学校薬剤師、啓発活動）への参画

　③プライマリケア・セルフメディケーションの実践

　④災害時医療と薬剤師

（「薬学実務実習に関するガイドライン」より抜粋）

この領域は、「Ⅱ」の領域A～Dで学んだこと（改訂コアカリ【F薬学臨床】の中項目の【(1)薬学臨床の基礎】、【(2)処方せんに基づく調剤】、【(3)薬物療法の実践】に相当）の実践的な応用となります。つまり、「基本は同じ」ですが、「場が違う」ことから、「場に応じた応用」がポイントとなります。

薬局実習では、在宅医療・介護、プライマリケア・セルフメディケーション、地域保健（公衆衛生、学校薬剤師、啓発活動）、災害時医療等について、「地域におけるチーム医療」との関わりを意識しながら各業務を体験し、臨床能力の向上を図っていきます。指導薬剤師は、この領域について実習生にできるだけ多くの応用的・実践的な体験をさせてください。

この領域の実習を通じて、実習生は、かかりつけ薬剤師・薬局の機能や、健康サポート機能の土台といえる地域連携を体験し、薬局・薬剤師に必要な幅広い能力の修得を目指します。

この領域に関わる薬局の業務・機能は、まさに今、社会から必要とされているものです。諸外国に例をみないスピードで高齢化が進行するわが国においては、日常生活圏域において、住まい・医療・介護・予防・生活支援が一体的に提供される体制としての「地域包括ケアシステム」の構築が急務とされており、薬局・薬剤師に

は、医療・介護はもとより、予防の分野においても、疾病予防、重症化予防、合併症の発症予防など、その職能を発揮することができる多くの健康に関わる課題があります。これらの課題は同時にわが国の政策課題でもあり、薬局のプライマリケア、セルフメディケーション支援に関わる機能は、平成25年の日本再興戦略（平成25年6月14日閣議決定）において「薬局を地域に密着した健康情報の拠点として、一般用医薬品等の適正な使用に関する助言や健康に関する相談、情報提供を行う等、セルフメディケーションの推進のために薬局・薬剤師の活用を促進する」と明記されるなど、社会からその必要性が強く求められています。

また、平成27年10月23日に厚生労働省が公表した「患者のための薬局ビジョン」においても、かかりつけ薬剤師・薬局の機能の一つとして、地域住民からの健康に関する相談対応や多職種連携が明記され、さらに今後強化・充実すべき機能として、それらをより充実させた「健康サポート機能」が明確化されており、平成28年4月からは「健康サポート薬局」制度も始まりました。

薬局実習にあたって指導薬剤師は、そうした背景や薬局・薬剤師に対する社会的要請についても意識して、より参加型の実習を進めるように心がけてください。

2. 本章の構成（全体）

本章は、改訂コアカリ【F薬学臨床】の中項目の【(4)チーム医療への参画】、【(5)地域の保健・医療・福祉への参画】の領域を「在宅医療・介護」、「プライマリケア・セルフメディケーション」、「地域保健（公衆衛生、学校薬剤師、啓発活動）、災害時医療」の3分野とし、「地域におけるチーム医療」との関連を念頭に置きながら実習を進められるような構成となっています。

E：在宅医療を実践する

F：セルフメディケーション支援を実践する

G：地域で活躍する薬剤師

前述のとおり、この領域は、実践編「Ⅰ」、「Ⅱ」の各領域の実践的な「応用の場」となります。したがって、実習を行う際のポイント等については、実践編の「Ⅱ概略評価を行う領域について（その2）〜処方せんに基づく調剤、薬物療法の実践〜」を参考としながら実習を進めてください。

実践編III

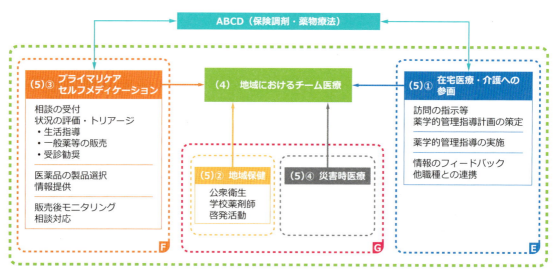

図　第III章（E〜G）の概念図

注：図の大きさと業務のボリュームは関連しない。

3. 本章の構成（各ページ）と使い方

本章の各領域は、領域A〜Dの実習を通じて身につけた能力の「実践の場」であることに鑑み、次のような構成となっています。

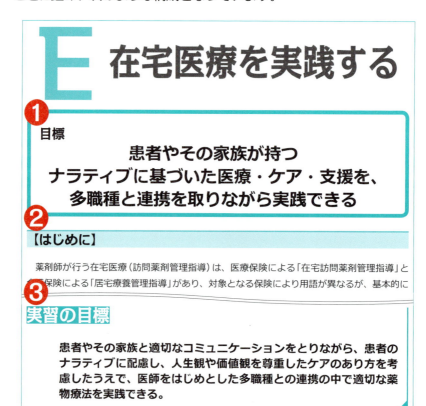

116

実習の意義＆ねらい（学んでもらいたいこと）

④宅医療は、患者の生活の場において提供される医療である。患家を訪問することにより、薬局や病院内では得ることが難しい、患者個々の生活環境や家族構成、経済状況等を知ることができる。これらを実習生自らの目で確かめ、患者や家族の治療に対する考え方や、人生への想いをより深く知ることで、実習生も指導薬剤師とともに悩み、苦しみ、そして喜び、患者の治療に貢献することを学ぶ。

⑤り患者の気持ちや心に寄り添った、ナラティブを意識した医療の提供を体験する機会となる。

在宅医療に係る実習の例示

在宅業務は、日々の薬局業務の中に織り込まれているものである。実習期間のなるべく早期から繰り返し在宅訪問を体験させ、実習生の行動や考え方の変化を確認する。訪問の

⑥象や頻度等は個々の薬局によって異なるが、できるだけ多くの機会を体験させる。

実習のポイント

処方箋に基づく調剤や薬物療法の実践に関する事項は、これまでに示した領域「A医薬品の調製」、「B処方監査・医療安全」、「C服薬指導」、「D薬物療法の実践」と基本的に同じであるため、実習にあたっては領域A〜Dの項を参照しながら指導するものとする。

❶目標

この領域で目指す最終的な目標です。

❷はじめに

この領域に関する、薬剤師の基本的な姿勢等について示したものです。

❸実習の目標

この領域で身につけて欲しい能力を「目標」として示したものです。

❹実習の意義＆ねらい（学んでもらいたいこと）

領域A〜Dと同様に、「何のために学ぶのか」等を示したものです。

❺実習の例示

薬局での業務に沿って、実習の例を示したものです。

なお、領域Gにおいては、体験させる業務の例を示しました。

❻実習のポイント

実習生に業務を体験させるうえでのポイントを示したものです。

領域A〜Dで学んだことの応用であるため、この領域に特有のポイントのみ示しています。業務の基本となる能力については、実践編「Ⅰ」、「Ⅱ」の各領域と関連づけながら実習を進めてください。

4. 実習の進め方

　　領域E〜Gは、領域A〜Dと並行しながら、各施設において実施可能なタイミングで行ってください。A〜Dが終わってからE〜Gというものではありません。

　　A〜Dの成長に応じて、E〜Gも成長していくものです。**できるだけ実習早期から体験を重ねていけるように**実習計画を立ててください。

5. 実務実習記録による成長の確認

　　この領域は、実務実習記録等により実習生の成長を確認します。

　　実習生は毎日の日誌に、その日学習した内容、体験した事例、修得した能力等を記録することになっています。また、実習生は領域ごとに、体験した事例に基づいたレポートを作成し、指導薬剤師に提示します。

　　指導薬剤師は、集積されたレポートの日々の内容から、実習生の臨床能力の成長を確認・評価します。

〈実務実習記録作成の流れ〉

①実習生に、領域ごとに体験した内容についてレポートを作成させる。

②作成されたレポートを基に、指導薬剤師と実習生が一緒に振り返り（省察）を行い、できたこと・できなかったこと・次への課題等を分析する。

③上記①および②を繰り返し行うことで、複数のレポートから継時的に実習生の成長を確認・評価する。

※本書に領域E〜Gそれぞれのレポート様式を例示（レポート様式（例）①〜③）しましたが、大学からの指定様式等がある場合にはそちらを使用してください。

〈成長を確認するための観点〉

→**「場」の特性に応じた**、薬学的知見に基づく患者評価が行えているか（実施内容に関しては領域A〜Dを参照しながら確認）。

→それをふまえた患者指導（または、指導につながる考察）ができているか。

E 在宅医療を実践する

目標

患者やその家族が持つナラティブに基づいた医療・ケア・支援を、多職種と連携を取りながら実践できる

【はじめに】

　薬剤師が行う在宅医療（訪問薬剤管理指導）は、医療保険による「在宅訪問薬剤管理指導」と介護保険による「居宅療養管理指導」があり、対象となる保険により用語が異なるが、基本的に薬剤師が行う業務に大きな違いはない。ここではその制度上の違いについての解説は割愛する。

　本項では医師が訪問の必要性を判断して在宅訪問の開始に至るケースを例にとって記載するが、実習生には、訪問看護師やケアマネジャー等の介護職、あるいは薬剤師自身からの提案など、さまざまなきっかけで在宅訪問に至るケースを提示すると、より理解が深まると考えられる。なお、医師の指示以外がきっかけとなるケースでは、医師の訪問指示が必要となることに留意されたい。

　実習生にとって在宅医療の現場は、地域におけるチーム医療（地域における医療機関と薬局薬剤師の連携、地域医療を担う職種間での地域住民に関する情報共有等）を直接的に体験し、実感できる場といえる。

実習の目標

　患者やその家族と適切なコミュニケーションをとりながら、患者のナラティブに配慮し、人生観や価値観を尊重したケアのあり方を考慮したうえで、医師をはじめとした多職種との連携の中で適切な薬物療法を実践できる。

実践編Ⅲ　E　在宅医療を実践する

実習の意義＆ねらい（学んでもらいたいこと）

　在宅医療は、患者の生活の場において提供される医療である。患家を訪問することにより、薬局や病院内では得ることが難しい、患者個々の生活環境や家族構成、経済状況等を知ることができる。これらを実習生自らの目で確かめ、患者や家族の治療に対する考え方や、人生への想いをより深く知ることで、実習生も指導薬剤師とともに悩み、苦しみ、そして喜び、患者の治療に貢献することを学ぶ。

　より患者の気持ちや心に寄り添った、ナラティブを意識した医療の提供を体験する機会となる。

在宅医療に係る実習の例示

　在宅業務は、日々の薬局業務の中に織り込まれているものである。実習期間のなるべく早期から繰り返し在宅訪問を体験させ、実習生の行動や考え方の変化を確認する。訪問の対象や頻度等は個々の薬局によって異なるが、できるだけ多くの機会を体験させる。

実習のポイント

　処方箋に基づく調剤や薬物療法の実践に関する事項は、これまでに示した領域「A医薬品の調製」、「B処方監査・医療安全」、「C服薬指導」、「D薬物療法の実践」と基本的に同じであるため、実習にあたっては領域A～Dの項を参照しながら指導するものとする。

　本項では在宅業務に特有なポイントについて示す。この領域の実習・評価は、「処方箋に基づく調剤」、「薬物療法の実践」が、薬局から「在宅」という場に変わっても、適切に、かつ、「場」の特性に応じて行えるかどうかという点に着目している。在宅訪問の流れに沿って、実習生に体験させる内容を項目ごとに示すので参考にされたい。

　なお、状況が許せば、ターミナル期の患者訪問についても検討されたい。本項の【実習の意義＆ねらい】を体験できる貴重な機会になると考えられる。

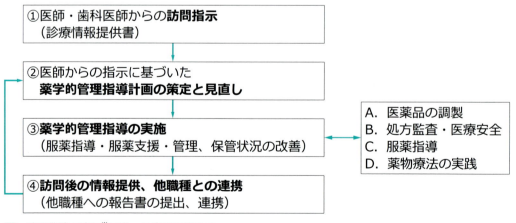

図　訪問業務の流れ※に沿った実習の進め方
※日本薬剤師会「在宅服薬支援マニュアル」より一部改変

【①訪問指示】

　まず、訪問薬剤管理指導を行うにあたって必要な書類等の確認を行う。処方箋を確認して調剤を行うとともに、患者や家族と相談のうえで訪問日時を決定する。なお、介護サービスを提供するにあたっては、法令上必要な書類（契約書、重要事項説明書等）の準備も必要となる。

◆書類の確認及び介護サービスを提供するうえで必要な手続き

- 診療情報提供書の内容の確認
- 介護保険被保険者証から、要介護度、認定日・認定期間を確認（介護保険の場合）
- 介護サービス支援計画書から、利用者の介護サービスを確認（介護保険の場合）
- 利用者やその家族への重要事項説明書の説明および契約の実施（介護保険の場合）

【参考】　訪問の流れ　その１（薬局にて）
　※日本薬剤師会「在宅服薬支援マニュアル」より抜粋
- 処方せんに基づき調剤を行う。
- 患者宅に連絡をして訪問の日時を決定する。
- 薬学的管理指導計画（訪問計画）を立てる。計画は薬歴に添付する等して保存する。

実践編Ⅲ

E

在宅医療を実践する

【②薬学的管理指導計画の策定・見直し】

　①のプロセスで示した診療情報提供書などから把握できた疾患やその経過状況および患者自身や生活環境から得られる情報等を基に指導計画を策定（見直し）する。

◆薬学的管理指導計画の策定（見直し）

- 薬学的管理指導計画の策定（残薬・併用薬（一般用医薬品等含む）・健康食品・薬の保管状況・服薬状況・理解度・薬効や副作用・体調・介護者の状況・家族の状況等について着目し、記載する）
- 在宅医療に関する患者や家族の希望（生活上の目標など）の確認
- 患者や家族との面談を通して、在宅医療を実施する際の問題点の把握
- 訪問後の薬学的管理指導計画の見直し

◆連携状況の確認

- 他職種によるサービス提供の実施状況の確認（訪問医・ケアマネジャー・訪問看護師・ヘルパー・訪問入浴・訪問リハビリ・福祉用具等の販売・貸与事業者等）（介護保険の場合）
- 患者に対する他職種の関わりについて把握（家族等からの情報収集を含む）

参照する書類

- 診療情報提供書
- 介護サービス支援計画書（介護保険の場合）

【参考】　薬学的管理指導計画を策定する際のポイント
　※日本薬剤師会「在宅服薬支援マニュアル」より抜粋
- 服薬状況、保管管理状況、併用薬や常備薬などの確認
- 服薬状況が悪ければ、その改善策の検討
- 調剤方法の確定
- 使用している薬への理解度の向上
- 薬効・副作用などのチェック
- 体調（食事・排泄・睡眠・運動・認知など）を把握し、薬の影響をアセスメント
- 受けている医療・介護サービスの種類と頻度
- 介護・看護状況
- 生活サイクル、家族の状況等

【③薬学的管理指導の実施】

　患者の状態に応じたコミュニケーションや、家族・介護者との十分なコミュニケーションが重要となる。患者状態に応じた薬学的管理指導を実施する。

◆患者状態の把握
- ADLの確認
- 認知機能の確認
- 嚥下状況の確認
- 胃ろうや経管栄養、在宅中心静脈栄養等の有無の確認（適切な医療材料の準備）

◆薬学的管理指導
- 在宅訪問で確認できる生活状況や患者の病態、身体所見、服薬状況をふまえた、患者の治療上の問題点の把握・解析
- 患者の身体状況や生活環境に応じた服薬指導（家族・介護者への服薬指導を含む）

【参考】 訪問の流れ　その2（患者宅にて）
　※日本薬剤師会「在宅服薬支援マニュアル」より抜粋
- 服薬状況、保管管理状況、併用薬や常備薬などの確認
- 服薬状況が悪ければ、その改善策の検討
- 調剤方法の確定
- 使用している薬への理解度の向上
- 薬効・副作用などのチェック
- 体調（食事・排泄・睡眠・運動・認知など）を把握し、薬の影響をアセスメント
- 受けている医療・介護サービスの種類と頻度
- 介護・看護状況
- 生活サイクル、家族の状況等
　→薬学的管理指導を実施（服薬指導・服薬支援）

実践編Ⅲ

E 在宅医療を実践する

Ⅲ　実務実習記録評価を行う領域について　123

【④訪問後の情報提供、他職種との連携】

　医師・ケアマネジャーへの報告書の作成を通して他職種との連携を学ばせる。また、必要に応じて訪問看護師やその他の医療・介護職等へ情報提供を行うことでさらに情報共有の重要性を学ばせる。

　その後、薬学的管理指導をふまえた処方提案や、薬学的管理指導計画の見直しを行わせる。②のプロセスに戻って繰り返し実践し、薬学的管理の内容を充実させる。

◆報告書の作成と他職種との連携

- 医師、ケアマネジャーへの報告書の記入・作成（残薬・併用薬（一般医薬品等含む）・健康食品・薬の保管状況・服薬状況・理解度・薬効や副作用・体調・介護者の状況・家族の状況等について着目し、記載する）
- 医療職や介護職等との患者情報の共有
- 問題解決のための治療薬変更の提案（適切な処方設計の実践）
- 地域ケア会議・個別ケア会議で問題点を共有
- 服薬指導した薬物治療に関する情報を分析し、他職種と情報共有および連携して問題解決に取り組む

【参考】　報告・記録
※日本薬剤師会「在宅服薬支援マニュアル」より抜粋

- 医師（歯科医師）への報告……患者さんのお宅を訪問して実施した薬歴管理、服用指導、薬剤服用状況や薬剤保管状況の確認等の薬学的管理指導の内容や、医師等に伝えるべき薬剤師としてのアセスメント事項などの要点を報告する。できるだけ、次回の計画についても報告する。
- 介護保険対象者の場合……介護支援専門員とも情報の共有を行う。
  ※ケアプランの作成等に必要な情報提供を行い、居宅療養管理指導サービスのケアプランへの記入をお願いする。
  ※サービス提供表が貰えれば、他の介護サービスの導入度合いもわかる。
  ※カンファレンスへの出席要請があれば積極的に参加する。
  ※訪問開始前に、他職種と情報を共有することができれば、なおよい。
- 必要に応じ、他の看護職、介護職とも情報を共有し連携する。

【参考】　指導記録簿の記載事項
※日本薬剤師会「在宅服薬支援マニュアル」より抜粋

- 在宅服薬支援を行った場合には、医療保険、介護保険にかかわらず、通常の薬剤管理指導記録に少なくとも以下について加えて記載しなければならない。
  ・訪問の実施日、訪問した薬剤師の氏名
  ・処方医から提供された情報の要点
  ・訪問に際して実施した薬学的管理指導の内容（薬剤の保管状況、服薬状況、残薬の状況、投薬後の併用薬剤、投薬後の併診、副作用、相互作用等に関する確認、実施した服薬支援措置等）
  ・処方医に対して提供した訪問結果に関する情報の要点
  ・処方医以外の医療関係職種との間で情報を共有している場合にあっては当該医療関係職種から提供された情報の要点及び当該医療関係職種に提供した訪問結果に関する情報の要点

［資料］改訂モデル・コアカリキュラム（F薬学臨床）のSBOs

SBOs905 終末期医療や緩和ケアにおける適切な薬学的管理について説明できる。

SBOs1042 在宅医療・介護に関する薬剤師の管理業務（訪問薬剤管理指導業務、居宅療養管理指導業務）を体験する。（知識・態度）

SBOs1043 地域における介護サービスや介護支援専門員等の活動と薬剤師との関わりを体験する。（知識・態度）

SBOs1044 在宅患者の病状（症状、疾患と重症度、栄養状態等）とその変化、生活環境等の情報収集と報告を体験する。（知識・態度）

実践編Ⅲ

E 在宅医療を実践する

レポート様式（例）① 【E】在宅医療の実践

実習生氏名	
実習年月日	
実 施 場 所	

実習対象者の基礎情報（イニシャル、年齢等の対象者が判別できる程度の情報、メモ）

実施内容

●訪問準備（患者状況確認、計画策定）

●患者状態の把握（観察、聞き取り等の結果）

●薬学的管理指導の実施内容

●医師等への報告書の作成（実際に作成してみる）、他職種との連携

●次回の薬学的管理指導の際に留意すべき事項、次回計画（実際に作成してみる）

実習で深めることが出来た能力、実習で不足していると感じた能力

指導薬剤師からのコメント

F セルフメディケーション支援を実践する

目標
プライマリケア・セルフメディケーション支援が実践できる

【はじめに】

　薬局薬剤師には、いわゆる調剤業務だけではなく、患者宅で実施する在宅医療の業務や薬局の内外で実施するプライマリケア・セルフメディケーション支援の業務、学校薬剤師活動や災害時の活動等、やるべきことは多岐にわたっており、幅広い能力が求められる。

　本項では、来局者に対するプライマリケア・セルフメディケーション支援について述べる。薬局が社会から求められる「健康サポート機能」においてもプライマリケア・セルフメディケーション支援は重要な位置づけにあり、繰り返しの学習の中で実習生にその重要性を認識させることが重要となる。

実習の目標

　　来局者からプライマリケア・セルフメディケーション支援に必要な情報を収集し、状況の評価をしながら最適なプライマリケア・セルフメディケーション支援策を提案し、来局者にわかりやすく情報提供することができる。また、この一連の流れを記録し、省察できる。

Ⅲ　実務実習記録評価を行う領域について　127

実習の意義＆ねらい（学んでもらいたいこと）

　来局者とのコミュニケーションをしっかりととりながら、来局者の抱えている問題（ニーズ）を解決するための方法を、個々の状況から思慮して導き出すことが重要となる。すなわち、はじめから医薬品等の製品選択に結びつけるのではなく、受診勧奨や生活指導、また、それらの組み合わせも含めた中で最善策を検討し、提案する。

　この実習を通して、かかりつけ薬剤師・薬局としてのプライマリケア・セルフメディケーション支援の大切さや達成感を体験する。

プライマリケア・セルフメディケーション支援に係る実習の例示

　プライマリケア・セルフメディケーション支援の業務は、患者・来局者と接する中で日々行われるものである。実習期間のなるべく早期から繰り返し体験させ、実習生の行動や考え方の変化を確認する。頻度等は実習施設によって異なるが、できるだけ多くの機会を体験させる。

　取扱いのある医薬品やその他の提供品（アイテム）は実習施設により異なり、また、個々の医薬品等に応じた取扱いが求められるため、それぞれの実習施設に応じた方法で行う。

実習のポイント

　図に示した「プライマリケア・セルフメディケーション支援の流れ」を参考にしつつ、実際の業務を実践させる。指導薬剤師は、実務実習記録等に記載した内容を基に、実習生に振り返り（省察）を行わせながら繰り返し学習させ、実習生の成長を確認する。

　図中の「来局者からの情報収集と状況確認」、「情報提供」、「販売後モニタリング」、「販売記録（薬歴等）の記録」等の各プロセスにおける薬物療法に関する事項は、これまでに示した領域「A医薬品の調製」、「B処方監査・医療安全」、「C服薬指導」、「D薬物療法の実践」と共通するため、実習にあたっては領域A〜D（特にC・D）の項を参照しながら指導するものとする。

　本項では、次頁に図示した業務の流れに沿って、プライマリケア・セルフメディケーション支援に特有なポイントについて示す。参考として、「要指導医薬品、一般用医薬品販売の手引き　改訂第2.1版」（日本薬剤師会　平成29年12月）より、関連する事項を引用して項目ごとに示した。詳細については同手引きを参照し、実習に活用されたい。

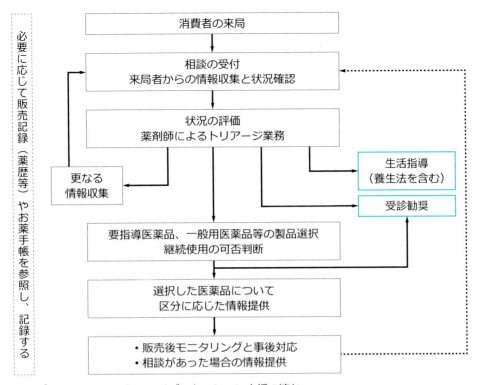

図　プライマリケア・セルフメディケーション支援の流れ
日本薬剤師会「要指導医薬品、一般用医薬品販売の手引き　改訂第2.1版」（平成29年12月）、「標準的な販売手順」より

【①プライマリケア・セルフメディケーション支援を実践するための準備】

　まず、各々の実習施設で取り扱うことができる提供品（アイテム）と、その管理（取扱いに係る法令上の定め等）について実習生の理解度を確認する。また、前頁の図を参考に、プライマリケア・セルフメディケーション支援のプロセスについて、予習や見学を通して確認させる。ただし、これは座学（講義）よりもむしろ実際に体験させながら学ばせるようにする。

　プライマリケア・セルフメディケーション支援は、今後一層充実すべき薬局の機能とされている「健康サポート機能」の中でも重要なものである。実習生には、実習前に「健康サポート機能」や、それを発揮するための地域の他職種や関係機関との連携についても予習させておくと良い。

◆実習施設における医薬品その他の取扱い品（アイテム）の把握

- 医薬品（薬局製剤、要指導医薬品・一般用医薬品）
- その他（医療機器・医薬部外品・健康食品・衛生材料等）

◆医薬品等の管理や取扱い方法の把握

- 要指導医薬品及び一般用医薬品（区分に応じた陳列場所など）
- 薬局製剤
- 毒物・劇物
- 医療機器
- その他（医薬部外品・健康食品・衛生材料等）

【②相談の受付、来局者からの情報収集と状況確認】

来局者とのコミュニケーションをしっかりととりながら、来局者の抱えている問題（ニーズ）を解決するための方法を、来局者とともに導き出すことを目的として応対させることが重要である。

この次のプロセスが【状況の評価とトリアージ】であるため、この段階において必要な情報の収集と状況確認を以下に示した【参考】に基づいてしっかりと実践させる。

◆支援に必要な情報収集

- 基本的な項目の確認
- 症候を把握するための質問

【参考】 確認を行う基本的項目

1. 「購入の動機」は何か。
2. 「使用する者」は誰か。
3. 「服用してはいけない人」、「してはいけないこと」に該当するか否か。
4. 「医師等による治療を受けている」か否か（治療を受けている場合）。

日本薬剤師会「要指導医薬品、一般用医薬品販売の手引き　改訂第2.1版」（平成29年12月）

【参考】 来局者の症候から疾患と病態を推測し、適切に評価するための手法の例

※要指導医薬品及び一般用医薬品販売を行うにあたって来局者の症候から疾患と病態を推測し、適切に評価するための手法の一つである医療面接の手順（LQQTSFA）。

L	(Location)	：部位（どこが）
Q	(Quality)	：性状（どのように）
Q	(Quantity)	：程度（どのくらい）
T	(Timing)	：時間と経過（いつごろ、いつから）
S	(Setting)	：状況（どんなときに、きっかけは）
F	(Factor)	：寛解・増悪因子（ひどくなったり、軽くなったり）
A	(Associated manifestation/Accompanying symptoms)	：随伴症状（その他症状は）

日本薬剤師会「要指導医薬品、一般用医薬品販売の手引き　改訂第2.1版」（平成29年12月）

実践編Ⅲ　F　セルフメディケーション支援を実践する

【参考】 症候を把握するための質問方法の例

質問の分類	具体的な内容
1. 症状の発生部位 （L：どこが）	どの部位に症状が感じられるか。その範囲は広がっているか。
2. 外見 （Q：どのように）	症状発生部位に腫れや発赤等外見上の特徴があるか。
3. 性質 （Q：どのような）	どんな性質の症状か（痛みの例：ズキンズキン、刺すような、にぶい、重苦しい、しびれるような）。
4. 重篤度 （Q：どれくらい）	症状はどんどんひどくなっているか、それともおさまってきたか。 苦痛はがまんできる程度か。
5. 時間 （T：いつから）	症状をいつ自覚したか。 症状はずっと続くか。それとも特定の時間に発生するか。
6. 原因推定 （S：きっかけは） （F：寛解・増悪因子）	症状発生の原因は何であると相談者は思っているか。
7. 随伴症状 （A：随伴症状）	主訴に伴っておこる症状があるか（頭痛が主訴の例：熱がある、めまいがする、吐き気がする、ものの見え方がおかしい等）。

日本薬剤師会「要指導医薬品、一般用医薬品販売の手引き　改訂第2.1版」（平成29年12月）

【③状況の評価、トリアージ※とその対応】

　来局者が抱えている問題（ニーズ）を収集し、得られた情報に基づき状況を評価することにより、医薬品等の製品選択のみではなく、生活指導や受診勧奨等の対応を含めて最善策を検討して提案させる。判断に悩む場合は②のプロセスに戻り、不足する情報を確認させる。

　なお、指導薬剤師は、来局者と実習生のやり取りを観察し、来局者の相談についてどのような対応が最善なのかを確認・判断し、実習生に随時アドバイスを与えることが求められる。また、実習を開始する前にどのようなケースがあるか、どのような支援策が考えられるかを実習生に想定させ、具体的な対応方法を考えさせておくと良い。

※薬剤師による、相談対応等における「トリアージ業務」

　状況の評価の結果、①要指導医薬品もしくは一般用医薬品の使用、②医療機関への受診の勧め（受診勧奨）、③生活指導（養生法を含む）のいずれかに振り分けて消費者に提案する業務を、薬剤師によるトリアージ（triage）業務としている（日本薬剤師会「要指導医薬品、一般用医薬品販売の手引き　改訂第2.1版」（平成29年12月）より）。

◆支援の方法の選択（いわゆるトリアージ業務）

- 収集した情報に基づく状況の評価
- 個々の事例に適した対応
    - ①要指導医薬品・一般用医薬品等の使用
    - ②医療機関への受診の勧め（受診勧奨）
    - ③生活指導（養生法含む）

【参考】　適切な医薬品を選定するための質問方法の例

質問の分類	具体的な内容
8. 症状履歴	これまでも経験したことのある症状か。それとも初めて経験する症状か。
9. 現在までの治療	来局する前に薬を使用したり、何か治療したか。それはどんな薬か。
10. 過去の服薬	以前同じような症状が起こった時、どんな薬を使用したか。
11. 服薬の効果	その薬は何回くらい使用したか。どの位服用したら回復したか。あるいは回復しなかったか。
12. アレルギー・副作用歴	以前使用した薬でアレルギーあるいは副作用を経験したことがあるか。それは何か。
13. 併用薬	他に何か継続して使用している薬があるか。それは何か。
14. 既往歴	通院して治療中の病気はないか。たとえば高血圧症やぜんそく、糖尿病等。
15. 年齢・体重・性別等	年齢の他、必要に応じて体重、性別等。
16. 妊婦又は授乳婦の状態	出産予定はいつか。授乳婦は母乳か人工乳か。

日本薬剤師会「要指導医薬品、一般用医薬品販売の手引き　改訂第2.1版」（平成29年12月）

【参考】　要指導医薬品や一般用医薬品を選ぶ上で考慮すべき点

【相談者の体質や病状、生活習慣等】
　①服用してはならない人（禁忌）
　②服用に際して注意を要する人（服用により現在の病状が悪化するおそれがある）
　③本人又は家族がアレルギー体質の人、薬によりアレルギー症状を起こしたことがある人
　④過去に特定の医薬品で副作用を経験したことのある人
　⑤従事しないよう注意すべきこと（注意すべき職業内容、行為）
　⑥授乳中の人
　⑦妊婦又は妊娠していると思われる人
　⑧水痘もしくはインフルエンザにかかっている又はその疑いがある15歳以下の小児（小児に服用制限がある医薬品）
　⑨高齢者（服用年齢に上限がある医薬品、服用薬剤数が多い人、基礎疾患（又は罹病歴）が複数ある人）
　⑩2歳未満の乳児（2歳未満の用法を有する一般用かぜ薬（内用）、鎮咳去痰薬（内用）、鼻炎用内服薬）

【相談者に勧めようとしている製品と、現在服用中の医薬品との関係】
　①服用中は併用すべきでない医薬品（併用禁忌）
　②服用中は注意して併用すべき医薬品（併用注意）
　③授乳中の人は服用してはならない成分、あるいは服用するなら授乳を避ける成分

日本薬剤師会「要指導医薬品、一般用医薬品販売の手引き　改訂第2.1版」（平成29年12月）

【参考】 患者案内状の例

患者案内状

＿＿＿＿＿＿＿＿ 殿

患者氏名		住所 〒
M・T・S・H　年　月　日生まれ		TEL　　（　　　）

主　訴

現在かかっている病・医院名及び病名・薬剤

アレルギー有無
あり（　　　　　　　　　　　　　）

なし

副作用経験
あり（　　　　　　　　　　　　　）

なし

現在服用している市販薬・健康食品等

その他

以上の通りですのでよろしくご高診の程お願い申し上げます。

〒160-XXXX　東京都新宿区四谷○−○−○

日薬　薬局　TEL 03-XXXX-XXXX
　　　　　　FAX 03-XXXX-XXXX

担当薬剤師　　　日薬　太郎
　　　　　　　　日薬　花子
　　　　　　　（　　　　　）

平成　　年　　月　　日

日本薬剤師会「要指導医薬品、一般用医薬品販売の手引き　改訂第2.1版」（平成29年12月）

実践編Ⅲ　F　セルフメディケーション支援を実践する

【④選択した医薬品について区分に応じた情報提供】

要指導医薬品・一般用医薬品は、医薬品医療機器法により、区分（リスク区分）に応じた情報提供が義務化されている。そもそも、医薬品の安全・適正な使用のために薬剤師として必要な情報提供を行うことは当然であり、実習生にはその点をしっかりと実践させるとともに、重要性についても認識させる。

◆一般用医薬品等の情報提供

- 医薬品の区分に応じた必要な情報
- 使用者の状況に合わせた必要な情報

【参考】 提供する情報

消費者に提供される情報（添付文書を基本とする）（要指導医薬品、第1類医薬品は必須）

ア．医薬品の名称
イ．医薬品の有効成分の名称及びその分量
ウ．医薬品の用法及び用量
エ．医薬品の効能又は効果
オ．医薬品に係る使用上の注意のうち、保健衛生上の危害の発生を防止するために必要な事項
カ．その他医薬品を販売等する薬剤師がその適正な使用のために必要と判断する事項

日本薬剤師会「要指導医薬品、一般用医薬品販売の手引き　改訂第2.1版」（平成29年12月）

消費者の状況に合わせて指導が必要な細目例

1．主な副作用の内容とその対処法
2．重篤な副作用の内容と、発現時の対処法
3．併用してはいけない薬剤に関する情報
4．定められた回数を服用しても症状が改善しない場合の対処法（長期連用に関する注意を含む）
5．小児の用法・用量がある場合の注意点
6．誤飲、誤用した場合の対処法
7．服用により疾病検査の値に影響を及ぼす可能性がある場合、その内容の説明
8．保管および取り扱い上の注意
9．健康被害救済制度に関する情報

日本薬剤師会「要指導医薬品、一般用医薬品販売の手引き　改訂第2.1版」（平成29年12月）

【⑤販売後モニタリングと事後対応、相談があった場合の情報提供】

　要指導医薬品や一般用医薬品の使用により、副作用と考えられる症状、あるいは何らかの不快感を訴えている来局者に対し、その状態や相談内容から、提供すべき情報および助言を実習生に検討させ、状況によっては行わせる。

　また、それらが医薬品・医療機器等安全性情報報告制度にて報告すべきケースであれば、実習生にその報告書を記載させ、こうした報告が副作用の拡大回避につながるとの認識を深める機会とする。

◆副作用への対応

- 来局者から副作用等の相談があった場合、指導薬剤師と相談しながら対応
- 有害事象の報告（医薬品安全性情報報告書の活用等）

【⑥情報の記録】

　かかりつけ薬剤師・薬局には、来局者の医薬品使用に係る情報を一元的に管理することが求められている。来局者対応の一連の業務の記録（販売記録、薬歴、お薬手帳等）をしっかりと行い、その情報を次回の相談時やモニタリング等に活用することを認識させる。

◆販売記録、薬歴、お薬手帳等への記録

- 販売記録
- 薬歴
- お薬手帳　等

【資料】改訂モデル・コアカリキュラム（F薬学臨床）のSBOs

SBOs1053　薬局製剤（漢方製剤含む）、要指導医薬品・一般用医薬品、健康食品、サプリメント、医療機器等をリスクに応じ適切に取り扱い、管理できる。（技能・態度）

SBOs1054　来局者から収集した情報や身体所見などに基づき、来局者の病状（疾患、重症度等）や体調を推測できる。（知識・態度）

SBOs1055　来局者に対して、病状に合わせた適切な対応（医師への受診勧奨、救急対応、要指導医薬品・一般用医薬品および検査薬などの推奨、生活指導等）を選択できる。（知識・態度）

SBOs1056　選択した薬局製剤（漢方製剤含む）、要指導医薬品・一般用医薬品、健康食品、サプリメント、医療機器等の使用方法や注意点などを来局者に適切に判りやすく説明できる。（知識・態度）

SBOs1057　疾病の予防および健康管理についてのアドバイスを体験する。（知識・態度）

レポート様式（例）② 【F】セルフメディケーション支援の実践

実習生氏名	
実習年月日	
実 施 場 所	

実習対象者の基礎情報（イニシャル、年齢等の対象者が判別できる程度の情報、メモ）

実施内容

●相談の受付、情報収集と状況確認

●状況の評価・トリアージ

●実施した対応（OTC等の販売（情報提供や販売記録作成を含む）、受診勧奨、生活指導など、実施した対応を記載）

●経過モニタリング、事後対応

●次回対応時に留意すべき点（学生案）

実習で深めることが出来た能力、実習で不足していると感じた能力

指導薬剤師からのコメント

G 地域で活躍する薬剤師

目標

体験を通じて薬剤師の地域活動を理解する

【はじめに】

　「薬剤師は、調剤、医薬品の供給その他薬事衛生をつかさどることによって、公衆衛生の向上及び増進に寄与し、もって国民の健康な生活を確保するものとする」（薬剤師法第一条）

　薬剤師の業務が国民の健康な生活の確保に寄与していることは、実習生も日々の実習を通して実感できていると思われるが、その一方、日常的に薬局を利用する機会があまりないような地域住民に対するアプローチとして、地域薬剤師会が実施する啓発活動をはじめとしたさまざまな取組みを体験することは、地域における薬剤師業務の意義を理解するうえで貴重な機会となる。

　指導薬剤師は、疾病に至る前段階における地域住民と薬剤師との関わりや、疾病の早期発見に薬剤師が寄与している姿を実習生に見せ、地域の保健等において薬剤師が発揮する役割について学ばせる。また、実習生には健康の保持増進や疾病の重症化予防のための対策、必要としている介護サービス、日常の衛生管理といった、地域住民が気づきにくい「埋もれたニーズ」を掘り起こす体験が得られるとなお良い。

　学校薬剤師業務に関しては、学校環境衛生検査への従事および指導・助言によって、薬剤師が学校環境衛生の維持や改善に関与していることを体験を通して学ばせる。また、災害時の薬剤師の活動については、薬剤師の役割を指導薬剤師と討議することでその意義を学ばせる。

実習の目標

　　地域住民の衛生管理、疾病予防や健康管理のアドバイスをはじめ、学校薬剤師業務等、地域で活躍する薬剤師の役割・活動について体験を通して学ぶ。また、災害時における薬剤師の役割について、討議や模擬体験を通して学ぶ。

III　実務実習記録評価を行う領域について　141

実習の意義＆ねらい（学んでもらいたいこと）

　薬剤師は、薬局の中だけにとどまっていてもその職能を果たせるわけではない。本項では医薬品のみにとらわれず、地域住民の健康の保持・増進における薬剤師の寄与を、地域薬剤師会の活動や、個々の薬局での取組みを通して体験し、学ぶ。こうした体験を通じて実習生自身が薬剤師法第一条の意味するところを深く考察し、将来の活動に活かせるようにする。

　学校薬剤師業務では、検査のための手技や機器の操作だけでなく、検査結果に基づいた指導および助言の必要性や、薬物乱用防止、医薬品の適正使用などの健康教育にも積極的に関わっていくことが重要である。また、災害時の薬剤師の活動については、地域の医薬品供給体制・医療救護体制について学ぶことはもちろん、指導薬剤師との討議や模擬体験を通じて、非常時における薬剤師の役割とは何かという使命感を醸成する。

実習の例示・ポイント

　薬局実務実習では薬局業務や在宅医療の配分が高くなりがちであるが、本項では地域住民に向けた地域薬剤師会および個々の薬局の活動や取組み、学校薬剤師業務等について、実習生に体験を通して学ばせる。本項では体験させる事項の例を示したので参考とされたい。

　なお、学習する内容については、実習期や季節にも左右されるので（特に学校薬剤師業務）、地域薬剤師会と連携して幅広く学べる機会を設ける。

【①学校薬剤師】

[体験する事項の例]

◆学校環境衛生に係る検査、指導・助言

- 教室等の環境（換気・保温等、採光・照明、騒音）
- 飲料水等（飲料水、雑用水）
- 水泳プール
- 学校の清潔、ネズミ・衛生害虫等、備品の管理（黒板の色彩等）
- 学校給食施設　等

◆くすり教育、保健教育への協力

- 薬の正しい使い方（くすり教育）
- 飲酒・喫煙・薬物乱用防止　等

◆その他

- 学校における救急処置等への指導助言（アナフィラキシーショック、熱中症等）
- 感染症・食中毒の予防等への指導助言（インフルエンザ、ノロウイルス、消毒薬等）　等

[資料]改訂モデル・コアカリキュラム（F薬学臨床）のSBOs
　　SBOs1047　学校薬剤師の業務を体験する。（知識・技能）

【②公衆衛生、啓発活動】

[体験する事項の例]

- 薬と健康の週間
- 薬物乱用防止活動
- ダメ、ゼッタイ運動
- 各種健康フェア（自治体や地域の薬剤師会、その他関係団体が行うもの等）
  - （例）市民向け健康イベント
    - 虫歯予防デーイベント
    - 献血フェア　等

[資料]改訂モデル・コアカリキュラム（F薬学臨床）のSBOs
　　SBOs1048　地域住民の衛生管理（消毒、食中毒の予防、日用品に含まれる化学物質の誤嚥誤飲の予防等）
　　　　　　　における薬剤師活動を体験する。（知識・技能）

実践編Ⅲ

Ⓖ 地域で活躍する薬剤師

Ⅲ　実務実習記録評価を行う領域について　**143**

【③災害時活動】

［指導薬剤師と討議・模擬体験する事項の例］

- 災害時における地域の医薬品供給体制・医療救護体制
- 災害薬事コーディネーターの役割
- 災害時における薬局業務継続計画（BCP）　等

［資料］改訂モデル・コアカリキュラム（F薬学臨床）のSBOs
　SBOs1059　災害時における地域の医薬品供給体制・医療救護体制について説明できる。
　SBOs1060　災害時における病院・薬局と薬剤師の役割について討議する。（態度）

【④地域におけるチーム医療】※

［体験を通じて学ぶ事項の例］

- 地域包括ケアシステムの意義
- 地域包括ケアシステムにおける多職種連携
- 病院薬剤師との連携（薬薬連携）

※「【④地域におけるチーム医療】」は、実習生が実習を通して体験するあらゆる項目に関わるものであるが、体験型実習をふまえて勘案すべき事項として、本項に項目を設けて例示した。

［資料］改訂モデル・コアカリキュラム（F薬学臨床）のSBOs
　SBOs1037　地域における医療機関と薬局薬剤師の連携を体験する。（知識・態度）
　SBOs1038　地域医療を担う職種間で地域住民に関する情報共有を体験する。（技能・態度）

レポート様式（例）③　【G】地域で活躍する薬剤師

実習生氏名	
実習年月日	
実 施 場 所	

体験した活動
・学校薬剤師 ・公衆衛生、啓発活動 ・災害時活動 ・その他（　　　　　　　　　　　　　　　　　　　　　　　　　　　）

実施内容

実習で深めることが出来た能力、実習で不足していると感じた能力

指導薬剤師からのコメント

memo

巻末資料

memo

薬剤師として求められる基本的な資質

「薬学教育モデル・コアカリキュラム　平成25年度改訂版」より抜粋
（平成25年12月25日　薬学系人材養成の在り方に関する検討会）

　豊かな人間性と医療人としての高い使命感を有し、生命の尊さを深く認識し、生涯にわたって薬の専門家としての責任を持ち、人の命と健康な生活を守ることを通して社会に貢献する。
　6年卒業時に必要とされている資質は以下のとおりである。

（薬剤師としての心構え）
　医療の担い手として、豊かな人間性と、生命の尊厳についての深い認識をもち、薬剤師の義務及び法令を遵守するとともに、人の命と健康な生活を守る使命感、責任感及び倫理観を有する。

（患者・生活者本位の視点）
　患者の人権を尊重し、患者及びその家族の秘密を守り、常に患者・生活者の立場に立って、これらの人々の安全と利益を最優先する。

（コミュニケーション能力）
　患者・生活者、他職種から情報を適切に収集し、これらの人々に有益な情報を提供するためのコミュニケーション能力を有する。

（チーム医療への参画）
　医療機関や地域における医療チームに積極的に参画し、相互の尊重のもとに薬剤師に求められる行動を適切にとる。

（基礎的な科学力）
　生体及び環境に対する医薬品・化学物質等の影響を理解するために必要な科学に関する基本的知識・技能・態度を有する。

（薬物療法における実践的能力）
　薬物療法を主体的に計画、実施、評価し、安全で有効な医薬品の使用を推進するために、医薬品を供給し、調剤、服薬指導、処方設計の提案等の薬学的管理を実践する能力を有する。

（地域の保健・医療における実践的能力）
　地域の保健、医療、福祉、介護及び行政等に参画・連携して、地域における人々の健康増進、公衆衛生の向上に貢献する能力を有する。

（研究能力）
　薬学・医療の進歩と改善に資するために、研究を遂行する意欲と問題発見・解決能力を有する。

（自己研鑽）

　薬学・医療の進歩に対応するために、医療と医薬品を巡る社会的動向を把握し、生涯にわたり自己研鑽を続ける意欲と態度を有する。

（教育能力）

　次世代を担う人材を育成する意欲と態度を有する。

「薬学実務実習に関するガイドライン」

（平成27年2月10日　薬学実務実習に関する連絡会議）

別添5

薬局での望ましい参加・体験型臨床実習
【参考例】【指導に当たる薬剤師用・学生用】

※ここに示す例は、各大学・実習施設の実状に合わせた調整を必要とする。

1. 実習のねらい

　薬局薬剤師の業務は、処方せん調剤、在宅療養支援、セルフメディケーションの推進、地域保健・衛生活動への参加等多岐にわたる。薬局実務実習では、それらの意義と地域医療を支える心構えを理解し、地域医療に貢献する能力を身に付けることを目標とする。

1) 処方せん調剤：処方せんに基づく正確な調剤が基本であり、個々の患者に対応した情報収集とモニタリング、監査、疑義照会、服薬指導、情報提供を行う。薬剤服用歴（薬歴）や検査値等から患者の状態を把握し、特に「代表的な疾患」について可能な限り継続的に関わって、安全で適正な薬物療法を実践する能力を高める。

2) 在宅療養支援：居宅で実施されている薬剤師による薬学的管理の体験、地域包括ケアへの参加等により、在宅療養支援の実践的能力を修得する。

3) セルフメディケーション：薬局が健康情報を発信する拠点であることを、健康相談、一般用医薬品の販売等を通して体感し、地域住民のセルフケアに貢献する実践的能力を修得する。

4) 地域保健・衛生活動：学校薬剤師業務や地域関連団体の企画する活動（機会があれば、行政との連携事業、災害時の薬剤師活動）等に参加する。地域での活動に積極的に関わることで、薬局薬剤師が行う地域活動の重要性を理解する。

2. 学生の行動指針

①薬局実習が始まったら、まず薬局内の医薬品や商品、書類、書籍や情報ツール等の配置、店内やバックヤードの物品の配置、レイアウトの確認とともに、スタッフや来局者さらには医薬品や商品などがどのように動いているか詳細に観察し、実習生として研修を行う「場」について具体的に考察する。

②医療情報、個人情報など情報管理に配慮すべき場所では、法規や各薬局の規定をまず確認してそれを遵守する。処方せん調剤、医薬品販売、在宅支援等、薬局のそれぞれの業務がどのように行われ、それが来局者とどのように関わっているのか、その意義を深く考察する。薬局で販売している医薬品や衛生用品、提供している情報や資材等を詳細に確認して、実習中に患者や来局者の応対に活用できるようその内容を十分に把握する。

③処方せん調剤（在宅患者も含む）では、処方せんに基づく正確な薬の調製を修得する。処方せんから読み取れる医師の処方意図を考えるとともに、患者の薬歴や情報収集の内容、検査値の記録等から、その患者がどのような経緯で治療を行ってきて、現在どのような状態であり、今後どのような薬物治療が行われることが望ましいか、患者個々の「病状ストーリー」

を理解した上で、その処方の妥当性や問題点を考察し、指導薬剤師管理の下、必要があれば、医師に疑義照会を行う。

④患者への投薬と服薬指導では、個々の患者のコンプライアンスの状況、症状の経緯、併用薬や他科受診の有無、副作用の有無、生活上の変化等を必ず確認し、特に生活習慣病の治療では、生活習慣のチェックも欠かさず行い、各患者に提供できる情報や指導内容を考察する。できる限り多くの同じ患者を継続的に担当する。患者指導の中で更に効果的な薬物治療についての提案があれば、積極的に指導薬剤師に伝え、その評価・意見を求める。

⑤自分が行った調剤や服薬指導などについては、適切に記録する実習も行う。記録する内容は調剤業務の正確な記録はもちろん、患者等から収集した情報や指導時に聞き取った内容を簡潔にかつ他の薬剤師が次の指導時にすぐに理解できるよう分かりやすく記録する。また指導時に継続となった内容はきちんと申し送りをし、患者個々の「病状ストーリー」を考慮した記録を作成すること。記録は薬局の薬歴に準じた形式でまとめるよう努める。

⑥患者、来局者、その家族からの健康相談等に対応するため、まずは薬局薬剤師の行っている販売や受診勧奨を含めた指導等をよく観察する。十分観察を行った後、指導者の下、実際の相談者に応対する。一般用医薬品の販売等を行った場合には、次回来局時などにできる限りその後の様子について確認する。健康相談や販売だけでなく、感染症の予防や介護等、地域住民の生活に密着した相談も薬局薬剤師と連携してよく話を聞き、可能な範囲で有益な情報提供に努める。

3. 薬局実習の利点

①薬局実習では、通院で治療する患者、在宅で療養する患者やその家族、患者の看護に直接当たる者と応対することとなる。それは、処方せんから推察される疾病だけでなく、その患者の「生活」を見て、個々に合わせた医療を考え実践する最適な環境である。大学で習う「患者中心の医療」を体感することができる。

②地域保健、在宅医療、セルフメディケーションの支援等の参加・体験型実習で、薬局薬剤師が地域の中で住民の元気な時から病気療養時そして終末期まで、生涯を通じてトータルに貢献する総合的な医療職であることを学ぶことができる。

③一般用医薬品等の販売では、薬剤師が症状等から自ら判断して医薬品等を供給する。それを的確に行うためには広範な知識が必要であり、その責任の重さを実感する。それは生涯研鑽の必要性を実感することにもつながる。

4. 薬局実習で留意すべき点

(1) 学生が薬局実習を行う際の注意点

①毎日の元気なあいさつ、清潔な身なりは実習の基本である。

②安全性の確保、快適な職場環境作りに有効な整理、整頓、清掃、清潔に心がける。薬剤師業務とは直接関係ないと思われる業務であっても、その意義を推察し、自らを高めるために薬局に関わる全ての業務に積極的に臨む。

③施設の薬剤師がどのように患者や来局者と接しているかよく観察し、常にシミュレーションを行って、実際の患者や来局者に失礼のない応対ができるよう準備しておく。

④医師、看護師、ヘルパー等多職種と連携して仕事をする際は、積極的な態度で実習を行い、疑問に思ったことなどはきちんと質問するよう心がけ、その質問と回答は必ず記録する。

⑤実習生ではあるが、患者や来局者は薬局スタッフの一員として見ている。そのことを常に意識して実習を行う。特に在宅療養先等に出向く際は、指導薬剤師からの注意点等を再確認しておく。

⑥患者や来局者への情報提供等は独自の判断のみでは行わない。特に未確定な情報は必ず指導薬剤師に相談して適切な指示を受ける。その際、どんな些細なこともきちんと指導薬剤師に報告する。その経緯・体験内容は正確に記録しておく。

(2) 指導薬剤師が薬局実習を行う際の注意点

①調剤業務は作業を教えるのではなくその意義を考えさせる。調剤が正確にできることは必須な能力であるが、各工程を行う意義や、個々の患者に合わせた調剤の重要性を理解させることが必要である。単純な調剤業務の繰り返しは必要最小限とし、患者の処方せんを、その処方意図から考え、どのように調剤することが必要か自ら適切に判断できることを目標に指導する。

②複数の事例で、調剤から服薬指導まで通して任せられる（自分の患者という意識を持たせる）ことが目標。本実習の最終的な目標は、実習生が患者個々の「生活」や「病状ストーリー」をきちんと理解し、その上で調剤を行い、適切な服薬指導や生活指導等を行えることである。そのためには、なるべく実習早期から患者・来局者応対、服薬指導を実施することが必要である。指導薬剤師のサポートはもちろん重要であるが、自分で考えさせること、そしてなるべく「任せる」ことで、実習生のモチベーションを高め、医療現場の緊張感や医療人としての責任感を十分体験させる。（「任せる」とは放置することではなく、実習生の行う業務に必ず評価やフィードバックが繰り返し与えられる環境で実習を行う必要がある。）

③セルフメディケーションの支援やプライマリケアの実践では、一般用医薬品等の販売はあくまで手段の一つであって、販売ができることが目標ではない。患者や来局者あるいはその家族からの健康相談や生活相談を真摯に受け止め、受診勧奨や医薬品、衛生材料等の販売も含め薬剤師としてその薬局で対応可能なことを実際に考え実施することが重要である。自ら情報を収集して相談者に必要な情報を提供し、必要があれば、継続して電話で連絡することや居宅へ指導に出向くことも含め、調剤以外でもできる限り相談者の「役に立つ」「QOLの維持・向上」「ADLの改善」等の体験をさせる。

④学校薬剤師業務や地域保健推進、災害支援等の活動は、実習期間中に参加してその業務を体験させることが重要である。単なる見学による集合研修ではなく、各薬局の薬剤師が実際に行う活動に同行し、その活動を手伝う等の参加型の研修をさせる。特に地域の薬剤師が合同で行う活動、多職種で行う活動などには積極的に参加させて、地域社会の中での薬剤師の役割を体感させる。

6年制薬局実習の受入薬局に対する日本薬剤師会の基本的な考え方

平成19年 3月作成
平成20年 7月一部改定
平成28年11月一部改定

1. 薬局実習について

一薬局完結型を基本とする。

2. 受入薬局について

受入薬局は、以下の体制を備えた薬局であること。

①関係法令を遵守し、適切に業務を実施していること

②受入薬局は、「薬学実務実習に関するガイドライン（以下、「実習ガイドライン」という。）」に基づく実習環境が整備されていること（参考1を参照）

③複数の薬剤師が勤務する場合、当該薬局の認定実務実習指導薬剤師（以下、認定指導薬剤師）を中心として、勤務する全ての薬剤師（以下、「指導薬剤師」という。）が協力して実習を行う体制を確保していること

④開設者が実習全体の責任を持ち、認定指導薬剤師と連携を取り、適切な実習を行う体制を確保していること

受入薬局の要件については以下に示す通りとする。

（受入薬局の要件）

ア 実習ガイドラインが求める地域保健、医療、福祉等に関する業務を積極的に行っていること。なお「健康サポート薬局」の基準と同等の体制を有していることが望ましい。

イ 「代表的な疾患[1]」に関する症例を実習できる体制を整備していること

ウ 認定指導薬剤師が常勤していること

エ 薬剤師賠償責任保険に加入していること

※1 がん、高血圧症、糖尿病、心疾患、脳血管障害、精神神経疾患、免疫・アレルギー疾患、感染症
（「薬学教育モデル・コアカリキュラム 平成25年度改訂版」 F薬学臨床 より）

3. 受入れる学生について

受入れる学生については、以下のことが事前に確認されていること。

①参加型実務実習を行うために必要な知識・技能・態度が修得されていること

- 実務実習事前学習をはじめとする学内教育が十分に行われていること
- それらの教育プログラムが薬学教育評価機構の第三者評価、又は自己点検・評価により確認されていること
- 薬学共用試験に合格していること

②健康診断等を受診していること
- 健康診断を受診していること
- 必要な疫学的検査を実施していること
- 必要な予防接種を受けていること

③傷害保険と損害賠償保険に加入していること

④実習継続のために必要な実習生の情報が、所属大学より実習施設の認定指導薬剤師に提示されていること

4. 受入学生数について

実習期ごとの受入学生数は、1薬局2名までとする。

5. 学習成果基盤型教育（OBE）に基づく繰り返し実習を行うための連携体制の整備について

実習生が幅広い薬剤師業務について繰り返し体験し、コミュニケーション能力や問題解決能力を培う実習体制を確保するために、認定指導薬剤師が必要性を認めた場合、同一地域の薬剤師会の範囲及び規定において連携体制を構築する。

なお、連携する場合は以下①～③を満たすこと。

①当該地域の薬剤師会の主導で構築された連携体制の範囲での連携とすること

②連携する薬局（以下、「連携薬局」という。）での指導は、連携薬局の指導薬剤師が行い、当該指導薬剤師は受入薬局の認定指導薬剤師に対し、実習の進捗状況を報告すること

※連携薬局は、2の「受入薬局の要件」を満たすことが望ましい。

③連携薬局における実習は、受入薬局の認定指導薬剤師の責任で行うこと

また、連携薬局に協力依頼できる実習内容（方略を含む。）は以下に関するものとする。

- 在宅医療に関する参加型実習
- 薬局製剤に関するもの
- 無菌調剤に関するもの
- 学校薬剤師業務に関するもの

6. 地域が主体となって受入体制を整備する実習について

地域活動を体験する実習については、当該地域が主体となって実習体制を整備する。当該地域が主体となって行う実習内容（方略を含む。）は、概ね以下に示す項目とする。

- 救急医療（休日・夜間における医薬品供給等）に対応した活動に関するもの
- 災害時における医療救護活動に関するもの
- 薬と健康の週間等地域の保健・医療に関する事業や活動に関するもの
- 麻薬、覚せい剤や危険ドラッグ等の薬物乱用防止活動に関するもの

7. 学生の評価について

到達度の総括的評価は、受入薬局の認定指導薬剤師が大学教員と共に行う。

なお、5、6に記載した実習の場合においては、直接指導に当たった指導薬剤師が形成的評価を行う。

8. 本考え方の見直しについて
　本考え方については、必要に応じて見直すこととする。

（参考1）
「薬学実務実習に関するガイドライン」より抜粋
4. 実習施設への指針
2）実習環境・業務内容の整備
（薬局の実習環境・業務内容の整備）
　実習施設としての要件を維持するとともに、参加・体験型を基本とするより充実した質の高い実習を行うための環境の整備、学生の目標となる資質を有した薬剤師の育成及び質の高い薬剤師業務を実践する体制の整備、地域内の薬局・医療機関・他職種等との地域での連携体制を有する環境の整備を行う。
　実習施設として、〈地域住民の健康の回復、維持、向上を支援する〉〈患者の薬物治療支援に継続的に関わり、患者の薬物治療に責任をもつ〉〈地域の医療連携体制において患者の健康・薬物治療について他施設、医療機関、他職種と協働して関わる〉等、地域保健、医療、福祉等に積極的に関与する薬剤師業務を行っている必要がある。

巻末資料

薬学実務実習の評価の観点について（例示）

平成28年11月30日
平成30年 2月28日一部改訂
薬学実務実習に関する連絡会議

「薬学実務実習に関するガイドライン」では、「学習成果基盤型教育」（OBE）の考え方に基づく、F薬学臨床の中項目GIO（5項目）の到達度を指標とした評価を求めている。

しかしながら、モデル・コアカリキュラムのGIO、SBOの表記を前提として、OBEの考え方に基づいた評価を行うに際しては、学修成果（アウトカム）の考え方が多様になることで、大学・実習施設間での円滑な連携に支障が生じることも懸念される。ガイドラインに従い実務実習をOBEの考え方で評価するために、5項目のGIOを5領域のアウトカムとして捉えた評価の観点、進め方等について、下記のとおり例示することとした。

本例示は、OBEの考え方に基づいた実務実習の評価が、大学と実習施設との連携の下で円滑に行われるように示すものであり、「薬剤師として求められる基本的な資質」への到達、そして各大学におけるディプロマ・ポリシーにつながる評価となることが求められる。下記の観点に基づいた実習施設による評価を踏まえつつ、各大学では、評価指標に基づいて学生の成長をどのように総合して評価するかを、実務実習実施計画書で明示する。

なお、今後の検討で、より高い学習効果が期待できる評価方法等が開発されれば、連絡会議で協議しつつ、例示に加えていくこととする。

Ⅰ．概略評価

指導薬剤師と実習生が、定期的（2～4週間毎を目安）に、概略評価表を基に評価を行い、実習の振り返りを行うことで実習生がどの程度、何が成長したかを評価する。

評価の段階は原則4段階とし、第1段階は、大学での学習を確認し、医療現場で指導薬剤師の指導の下、実際に患者・来局者に対応ができる段階（実習開始から2～4週間程度かけて到達するライン）とする。第2段階を経て、第3段階は、薬剤師として医療現場で働くことができる基礎を身に付けた段階（実習中に到達すべき基本目標の段階）、第4段階は、薬剤師の目指すべき使命を実現できる段階とする。（別添「概略評価表」参照）

また、どの段階かという評価だけでなく、同じ段階の中でも成長度合いを継続的、具体的に確認する。

〈概略評価を行う領域と観点〉

　（1）薬学臨床の基礎（臨床における心構え）
　　　　生命の尊厳と薬剤師の社会的使命及び社会的責任
　（2）処方せんに基づく調剤
　　　　処方監査と疑義照会
　　　　処方せんに基づく医薬品の調製
　　　　患者・来局者応対、情報提供・教育

巻末資料

医薬品の供給と管理
　　　安全管理
（3）薬物療法の実践
　　　患者情報の把握
　　　医薬品情報の収集と評価・活用
　　　薬物療法の問題点の識別と処方設計及び問題解決
　　　薬物療法の効果と副作用モニタリング

〈概略評価における留意点〉

１．チェックポイントとしてのSBOの活用

　　SBOは、概略評価を行う際の具体的なチェックポイントとして活用する。

　　１つ１つのSBOの到達度を必ずしも全て評価する必要はない。概略評価を行った上で、不十分と感じる点を明確にフィードバックするために、各SBOのチェックを参考にする。その際、各観点に含まれるSBOは個別に評価するのではなく、相互に関連していることを考慮し、継続的にチェックすることで効果的な概略評価を進める。

２．大学で実習前に修得すべき学習内容との整合性

　　大学で実習前に行うべき臨床準備教育の学習内容の例が、ガイドラインの「薬学実務実習における実施内容（例示）」の大学の欄に記載されている。病院・薬局実務実習では、その臨床準備教育を終えた段階を起点とした評価を、医療現場で実際に実施・体験することで行うことになる。大学の臨床準備教育の大部分はシミュレーションでの学習であることを踏まえ、病院・薬局の実習では、実際の患者・来局者、医薬品等に対応する能力を身に付けるという、その質の違いに留意して評価を行う。

３．「責任ある主観」による形成的評価の重要性

　　概略評価では、実習の指導者が適切に「責任ある主観的な評価」を提示することで、実習生がその実習期間でどのような能力が伸びたか、修得が不十分だったかを振り返り、成長することが重要である。各施設では、実習生の個々の成長を適切に評価できるように、指導者間で概略評価についての共通認識を持って評価に当たれるよう努めることとする。

Ⅱ．実務実習記録（日誌・レポート）による評価

　実習生は、毎日の日誌に自分がその日学習した内容、体験した事例、修得した能力等を簡潔に記録して指導薬剤師、教員等の指導者に提示する。指導者は、その日誌の報告から実習生の実習の進捗状況を確認するとともに、実習についてフィードバックを行う。実習生は、指導者からのアドバイスを受けて薬剤師として求められる臨床能力の成長を確認する。

　下記（4）（5）の領域は、Ⅰの（1）（2）（3）の領域の実践的な応用となる領域であることに鑑み、日誌の記録の中から、実習生が（4）（5）の領域に関連する体験をレポートにまとめて指導者に提示し、振り返りを行うことをもって評価とする。

　指導者は、レポートにまとめられた内容から（4）（5）の領域の体験が十分であったかをSBOをチェックポイントとして評価する。（4）（5）の領域での体験を通して、実習生が（1）（2）（3）の領域のどの臨床能力が成長したかについて確認する。

〈**実務実習記録による評価を行う領域と観点**〉
　(4) チーム医療への参画
　　　　医療機関におけるチーム医療
　　　　地域におけるチーム医療
　(5) 地域の保健・医療・福祉への参画
　　　　在宅 (訪問) 医療・介護への参画
　　　　プライマリケア、セルフメディケーションの実践
　　　　地域保健 (公衆衛生、学校薬剤師、啓発活動) への参画
　　　　災害時医療と薬剤師

〈**実務実習記録 (日誌・レポート) の内容　例示**〉
○実習年月日　　○実習場所とスケジュール　　○具体的な実習内容
○体験した疾患、活動　　○実習で深めることができた能力 (特に①②③の領域の能力)
○実習で不足していると感じた能力 (特に①②③の領域の能力)
○今後の実習に向けての抱負　　○感想・要望

〈**「代表的な疾患」について**〉
　「代表的な疾患」についても、実習生が体験した疾患の学習内容を日誌に簡潔に記録することで、指導者と振り返りを行い、実習施設で各疾患についてどのように学習が進んだか確認できるようにする。

Ⅲ．合否に関わる成績の決定
　大学では上記Ⅰ、Ⅱの評価を総合して実習生の実務実習の単位認定を実施する。

〈別添〉概略評価表（例示）

※以下に示す概略評価表は、モデル・コアカリキュラムに準拠した実務実習の成果を評価するに当たっての例示である。
※概略評価の例示において各段階のポイントとなる箇所には下線を付した。
※以下に記載する実施内容は、「薬学実務実習に関するガイドライン」で例示したものを参考に記載するものである。

F　薬学臨床

GIO 患者・生活者本位の視点に立ち、薬剤師として病院や薬局などの臨床現場で活躍するために、薬物療法の実践と、

※F薬学臨床における代表的な疾患は、がん、高血圧症、糖尿病、心疾患、脳血管障害、精神神経疾患、免疫・アレルギー
※**前**：病院・薬局での実務実習履修前に修得すべき事項

（1）薬学臨床の基礎

GIO 医療の担い手として求められる活動を適切な態度で実践するために、薬剤師の活躍する臨床現場で必要な心構えと

【①早期臨床体験】※原則として2年次修了までに学習する事項

			大学	薬局	病院	実施内容（例示）大学	薬局	病院
SBOs885	1	患者・生活者の視点に立って、様々な薬剤師の業務を見聞し、その体験から薬剤師業務の重要性について討議する。（知識・態度）	◎	○	○	・早期臨床体験として、調剤見学ではなく、病棟業務、チーム医療、在宅業務などへの同行や見学など、臨床における薬剤師の活躍現場を見学する。・見学後に薬剤師の存在意義、重要性について討議する。	・2年次までに薬局業務と薬局薬剤師の役割、貢献について見学等を通して理解する。病院業務と病院薬剤師の役割、貢献について見学等を通して理解する。地域の保健・福祉、さらにそれらと医療との連携について見学等を通して理解する。	
SBOs886	2	地域の保健・福祉を見聞した具体的体験に基づきその重要性や課題を討議する。（知識・態度）	◎	○	○	・病院、保健・福祉施設などでのボランティア活動等を行い、その体験を通じて考えた医療の課題について討議する。		
SBOs887	3	一次救命処置（心肺蘇生、外傷対応等）を説明し、シミュレータを用いて実施できる。（知識・技能）	◎			・シミュレータを用いて、各自が一次救命処置及びAEDによる蘇生を体験する。（実務実習に行く前にも、再度、一次救命処置及びAEDによる蘇生が実践できるか確認する。）		

【②臨床における心構え】〔A（1）、（2）参照〕

			大学	薬局	病院	実施内容（例示）大学	薬局	病院
SBOs888	1	**前**医療の担い手が守るべき倫理規範や法令について討議する。（態度）	◎			・患者及び医療従事者の倫理問題を含む事例を題材に、どのような行動をとるべきか、薬剤師の果たすべき責任について議論し、要点を整理する。		
SBOs889	2	**前**患者・生活者中心の医療の視点から患者・生活者の個人情報や自己決定権に配慮すべき個々の対応ができる。（態度）	◎					
SBOs890	3	**前**患者・生活者の健康の回復と維持、生活の質の向上に薬剤師が積極的に貢献することの重要性を討議する。（態度）	◎			・患者・生活者の生活習慣の悪い事例を題材に、健康の回復と維持、生活の質の向上に、薬剤師がどのように関わることができるかを議論し、要点を整理する。		
SBOs891	4	医療の担い手が守るべき倫理規範を遵守し、ふさわしい態度で行動する。（態度）		◎	◎		・病院、薬局実習を通して患者、来局者、施設スタッフ、地域関係者等と関わり、医療人としての倫理観をもって相応しい態度でそれぞれの立場に対応・配慮して行動する。（指導者は実習生の成長に応じ、随時形成的評価を行い、フィードバックを行うこと。）	
SBOs892	5	患者・生活者の基本的権利、自己決定権について配慮する。（態度）		◎	◎			
SBOs893	6	薬学的管理を実施する際に、インフォームド・コンセントを得ることができる。（態度）		◎	◎			
SBOs894	7	職務上知り得た情報について守秘義務を遵守する。（態度）		◎	◎			

チーム医療・地域保健医療への参画に必要な基本的事項を修得する。

疾患、感染症とする。病院・薬局の実務実習においては、これら疾患を持つ患者の薬物治療に継続的に広く関わること。

薬学的管理の基本的な流れを把握する。

			概略評価表（例示）		
観点	アウトカム	第4段階	第3段階	第2段階	第1段階
			—		

			概略評価表（例示）		
観点	アウトカム	第4段階	第3段階	第2段階	第1段階
			—		
生命の尊厳と薬剤師の社会的使命及び社会的責任	生命の尊厳と薬剤師の社会的使命を自覚し、倫理的行動をする。医療関係法規を遵守して、薬剤師としての責任を自覚する。	患者・生活者に寄り添い、患者・生活者の利益と安全を最優先して行動する。医療の中で薬剤師に求められる責任を自覚し、自らを律して行動する。さらなる患者ケアの向上に向けた自己啓発を行う。	患者・生活者の視点に立つ。日常の学びを振り返り記録し、省察する。	生命の尊厳を意識し、他者の人権を尊重する。薬剤師としての義務及び法令を遵守する。患者・生活者のプライバシーを保護する。	薬剤師としての義務及び個人情報保護に関して留意している。

巻末資料　161

【③臨床実習の基礎】

			大学	薬局	病院	実施内容（例示） 大学	薬局	病院
SBOs895	1	前病院・薬局における薬剤師業務全体の流れを概説できる。	◎			• 病院に患者が入院してきたと想定し、退院までの患者の動きと薬剤師業務の関連を図示し、説明する。 • 病院と薬局の連携の必要性、可能性について、議論し、要点を整理する。 • 薬局に患者が処方せんをもって来局したと想定し、退局までの患者の動きと薬剤師業務の関連を図示し、説明する。 • 薬局に生活者が一般用医薬品を求めて来局したと想定し、退局までの生活者の動きと薬剤師業務の関連を図示し、説明する。		
SBOs896	2	前病院・薬局で薬剤師が実践する薬学的管理の重要性について説明できる。	◎			• 病院・薬局で実践する薬学的管理の意義を具体的な例を挙げて説明する。 • 病院では、病棟に常駐する薬剤師の意義を具体的な例を挙げて説明する。		
SBOs897	3	前病院薬剤部門を構成する各セクションの業務を列挙し、その内容と関連を概説できる。	◎			• 薬剤部門の構成セクションを列挙し、その業務内容と、それぞれの関連を議論し、要点を整理する。 • 病院の各部門と職種を列挙し、薬剤師業務との関連を議論し、要点を整理する。 • 上記で題材とした患者事例を基に、入院から退院までの各部門の業務とその業務に関係する社会保障制度との関連を議論し、要点を整理する。		
SBOs898	4	前病院に所属する医療スタッフの職種名を列挙し、その業務内容を相互に関連づけて説明できる。	◎					
SBOs899	5	前薬剤師の関わる社会保障制度（医療、福祉、介護）の概略を説明できる。（B（3）①参照）	◎					
SBOs900	6	病院における薬剤部門の位置づけと業務の流れについて他部門と関連付けて説明できる。			◎			• 病院の診療システムおよび他部署の業務を理解し、薬剤師業務との関連を実習期間を通して考察する。
SBOs901	7	代表的な疾患の入院治療における適切な薬学的管理について説明できる。			◎			• 病棟実習の導入として、「代表的な疾患」の標準治療と基本的な薬学的管理を理解する（各領域につき担当薬剤師による概略把握と病棟見学を行う）。
SBOs902	8	入院から退院に至るまで入院患者の医療に継続して関わることができる。（態度）			◎			• 病棟実習の期間に、「代表的な疾患」の患者について入院から退院まで継続して関わる。（入退院センター等院内施設が関与する場合は、特に病棟だけにこだわる必要はない。）
SBOs903	9	急性期医療（救急医療・集中治療・外傷治療等）や周術期医療における適切な薬学的管理について説明できる。			◎			• 急性期医療及び周術期医療、周産期、小児、終末期医療、緩和ケア、外来化学療法の実際を体験する。 （実習の全体像や意義を把握するため、実習生が実際の医療現場で説明を受けて随時学習する。指導者はそれを確認し適切なアドバイスを与える。）
SBOs904	10	周産期医療や小児医療における適切な薬学的管理について説明できる。			◎			
SBOs905	11	終末期医療や緩和ケアにおける適切な薬学的管理について説明できる。		○	◎		• 在宅医療、地域包括ケアの中での終末期医療や緩和ケアの薬学的管理について確認する。	
SBOs906	12	外来化学療法における適切な薬学的管理について説明できる。		△	◎		• 院外処方で実施される外来化学療法での薬学的管理について確認する。	
SBOs907	13	保険評価要件を薬剤師業務と関連付けて概説することができる。		◎	◎		• 保険薬局施設で適用される医療保険の要件、薬局薬剤師の保険要件を実習施設で確認する。 • 保険請求などの業務の実際を確認する。	• 病院薬剤業務のうち、保険算定要件との関係について確認する。
SBOs908	14	薬局における薬剤師業務の流れを相互に関連付けて説明できる。		◎			• 薬局における医療提供システムおよび来局者への健康相談、販売等の薬剤師業務を理解し、その関連を実習期間を通して考察する。	
SBOs909	15	来局者の調剤に対して、処方せんの受付から薬剤の交付に至るまで継続して関わることができる。（知識・態度）		◎			• 「代表的な疾患」患者の調剤において、処方せんの受付から調剤薬交付までを継続して体験する。	

概略評価表（例示）					
観点	アウトカム	第4段階	第3段階	第2段階	第1段階

—

(1)、(2)、及び(3)の他の領域の評価に含まれる。

（2）処方せんに基づく調剤

GIO　処方せんに基づいた調剤業務を安全で適正に遂行するために、医薬品の供給と管理を含む基本的調剤業務を修得する。

【①法令・規則等の理解と遵守】〔B（2）、（3）参照〕

			大学	薬局	病院	実施内容（例示）大学	実施内容（例示）薬局	実施内容（例示）病院
SBOs910	1	前 調剤業務に関わる事項（処方せん、調剤録、疑義照会等）の意義や取り扱いを法的根拠に基づいて説明できる。	◎			〈SBOs916-919、925-932と同時に実施する。SBO888、889もふまえる。〉		
SBOs911	2	調剤業務に関わる法的文書（処方せん、調剤録等）の適切な記載と保存・管理ができる。（知識・技能）		◎	○		・薬局内の実際の書類や掲示等から薬事関連法規に規定された法的文書等を確認し、その記載、保存、管理を実施する。 ・薬事関連法規を意識して調剤業務全般を体験する。	・実習施設での調剤業務の中で薬事関連法規に規定された法的文書等の取り扱いを体験する。 ・薬事関連法規を意識して調剤業務全般を体験する。
SBOs912	3	法的根拠に基づき、一連の調剤業務を適正に実施する。（技能・態度）		◎	○			
SBOs913	4	保険薬局として必要な条件や設備等を具体的に関連付けて説明できる。		◎			・保険薬局の業務、施設、設備等と薬事関連法規との関連性の実際を理解する。	

【②処方せんと疑義照会】

			大学	薬局	病院	実施内容（例示）大学	実施内容（例示）薬局	実施内容（例示）病院
SBOs914	1	前 代表的な疾患に使用される医薬品について効能・効果、用法・用量、警告・禁忌、副作用、相互作用を列挙できる。	◎			・これまでの学習で修得した知識が実務実習で具体的な活用が可能か確認する。「代表的な疾患」全てについて症例等を利用して臨床現場での考え方をシミュレートする。		
SBOs915	2	前 処方オーダリングシステムおよび電子カルテについて概説できる。	◎			・処方オーダリングシステム及び電子カルテのメリット、デメリットを挙げ、説明する。		
SBOs916	3	前 処方せんの様式と必要記載事項、記載方法について説明できる。	◎			・「代表的疾患」の模擬処方せんに基づき、処方せんの監査を実施する。 ・処方せん監査の法的根拠を説明し、薬剤師の「責任」について具体的に説明する。 ・上記処方せんの監査から、疑義照会事例について、疑義照会を実施する。 ・疑義照会の法的根拠を説明し、薬剤師の「責任」について具体的に説明する。		
SBOs917	4	前 処方せんの監査の意義、その必要性と注意点について説明できる。	◎					
SBOs918	5	前 処方せんを監査し、不適切な処方せんについて、その理由が説明できる。	◎					
SBOs919	6	前 処方せん等に基づき疑義照会ができる。（技能・態度）	◎					
SBOs920	7	処方せんの記載事項（医薬品名、分量、用法・用量等）が適切であるか確認できる。（知識・技能）		◎	◎		・実際の来局者処方せんを教材にして各記載事項の意義を確認しながら、処方せん監査を実施し、その妥当性を判断する。	・調剤（注射剤を含む）業務の中で、処方せんを監査し、その妥当性を判断する。
SBOs921	8	注射薬処方せんの記載事項（医薬品名、分量、投与速度、投与ルート等）が適切であるか確認できる。（知識・技能）		△	◎			
SBOs922	9	処方せんの正しい記載方法を例示できる。（技能）		◎	◎			
SBOs923	10	薬歴、診療録、患者の状態から処方が妥当であるか判断できる。（知識・技能）		◎	◎		・調剤業務の中で、薬歴やお薬手帳、患者への問診などから判断して、適切でないと思われる処方について疑義照会を体験する。	・調剤業務の中で、診療録（カルテ等）、患者への問診等から判断して、適切でないと思われる処方について疑義照会を体験する。
SBOs924	11	薬歴、診療録、患者の状態から判断して適切に疑義照会ができる。（技能・態度）		◎	◎			

概略評価表（例示）

観点	アウトカム	第4段階	第3段階	第2段階	第1段階
		—			
	(1)の領域の評価に含まれる				
	(2)、(3)の他の領域の評価に含まれる				

概略評価表（例示）

観点	アウトカム	第4段階	第3段階	第2段階	第1段階
		—			
処方監査と疑義照会	処方監査と疑義照会を実践する。 処方監査：患者情報と医薬品情報に基づき、処方の妥当性、適切性を判断する。 疑義照会：必要に応じて、疑義照会の必要性を判断し、適切なコミュニケーションのもと実施し、記録し、次に活かす。最終的には、医師の処方行動に変容をもたらす。	患者個々の薬物療法におけるアウトカムを患者及び医療提供者と共有し、病状の経過・生活環境・ナラティブを考慮して、患者に提供される薬物療法の妥当性・適切性を的確に判断する。 薬物療法におけるアウトカムを達成するために、疑義照会を行い医師の処方行動に変容をもたらす。	患者情報と薬学的知見を統合し、患者の薬物療法のアウトカムに照らし、処方の妥当性、適切性を判断する。 必要に応じて、疑義照会を適切に行うと共に、チーム内で情報を共有する。	患者情報と処方されている医薬品の基本的な医薬品情報に基づき、処方の妥当性を判断する。疑義照会の必要性に気づき、実践する。	患者情報に基づき、処方せんの不備・不適切な点があれば指摘する。指摘した内容について疑義照会をし、その内容を適切に記録する。 ※患者情報は、(1)④患者応対及び(3)①患者情報の把握に基づく ※医薬品情報は、(3)②医薬品情報の収集と活用に基づく

【③処方せんに基づく医薬品の調製】

			大学	薬局	病院	大学	薬局	病院
						実施内容（例示）		
SBOs925	1	前薬袋、薬札（ラベル）に記載すべき事項を適切に記入できる。（技能）	◎			・「代表的疾患」に使用される医薬品の主な商標名、剤形、規格などを列挙する。		
SBOs926	2	前主な医薬品の成分（一般名）、商標名、剤形、規格等を列挙できる。	◎			・監査を行った模擬処方せんに基づき、薬袋、薬札を作成する。 ・薬袋、薬札作成の法的根拠を説明する。		
SBOs927	3	前処方せんに従って、計数・計量調剤ができる。（技能）	◎			・監査を行った模擬処方せんに基づき、調剤する（計数・計量調剤、注射剤、散剤、水剤、外用剤など）。		
SBOs928	4	前後発医薬品選択の手順を説明できる。	◎			・上記処方せんの調剤監査を実施する。		
SBOs929	5	前代表的な注射剤・散剤・水剤等の配合変化のある組合せとその理由を説明できる。	◎			・調剤監査の法的根拠を説明する。 ・模擬処方せんに基づき、後発医薬品への変更をシミュレートする。		
SBOs930	6	前無菌操作の原理を説明し、基本的な無菌操作を実施できる。（知識・技能）	◎			・配合変化の含まれる模擬処方せんを用意し、調剤監査を実施し、その理由を説明する。		
SBOs931	7	前抗悪性腫瘍薬などの取扱いにおけるケミカルハザード回避の基本的手技を実施できる。（技能）	◎			・注射方処方せんに基づき、無菌操作を実施する。 ・抗がん剤の注射処方せんに基づき、ケミカルハザード回避において重要な基本的手技を実施する。		
SBOs932	8	前処方せんに基づき調剤された薬剤の監査できる。（知識・技能）	◎			・ケミカルハザード回避のための基本的手技のポイントを説明する。		
SBOs933	9	主な医薬品の一般名・剤形・規格から該当する製品を選択できる。（技能）		◎	○			
SBOs934	10	適切な手順で後発医薬品を選択できる。（知識・技能）		◎	○		・実際の処方せん調剤業務を行いながら以下の事を体験する。 ○処方せんの記載から正しく医薬品、後発品の選択を体験する。 ○実際の計数・計量調剤業務を体験する。（散剤、水剤、軟膏、一包化、錠剤等の粉砕、適切な賦形等調剤業務をその業務の理由を考えながら学習する。） ○特別な注意を要する医薬品の調剤と適切な取り扱いを体験する。 ○調製を終えた薬剤の監査を体験する。	
SBOs935	11	処方せんに従って計数・計量調剤ができる。（技能）		◎	○			
SBOs936	12	錠剤の粉砕、およびカプセル剤の開封の可否を判断し、実施できる。（知識・技能）		◎	○			
SBOs937	13	一回量（一包化）調剤の必要性を判断し、実施できる。（知識・技能）		◎	○			
SBOs938	14	注射処方せんに従って注射薬調剤ができる。（技能）		△	◎		・薬局で取り扱う注射剤の調剤を体験する。	・注射処方せんに従って処方監査から調製までを体験する。
SBOs939	15	注射剤・散剤・水剤等の配合変化に関して実施されている回避方法を列挙できる。		○	◎		・施設で処方される医薬品に関し、配合変化を確認しながらその機序と回避方法を理解する。	
SBOs940	16	注射剤（高カロリー輸液等）の無菌的混合操作を実施できる。（技能）		△	◎		・在宅医療での薬局での注射剤調剤を体験する。	・注射剤調剤の中で無菌的混合操作を体験する
SBOs941	17	抗悪性腫瘍薬などの取扱いにおけるケミカルハザード回避の手技を実施できる。（知識・技能）			◎			・がん化学療法のレジメンチェックと抗がん剤調製を体験する。 ・注射剤調剤、抗悪性腫瘍薬取り扱いの中でケミカルハザードの回避操作を体験する。
SBOs942	18	特別な注意を要する医薬品（劇薬・毒薬・麻薬・向精神薬・抗悪性腫瘍薬等）の調剤と適切な取扱いができる。（知識・技能）		◎	◎		・調剤において特別な注意を要する医薬品を確認し、その適切な取り扱いを体験する。	
SBOs943	19	調製された薬剤に対して、監査が実施できる。（知識・技能）		◎	◎		・調剤業務の中で調製された薬剤の監査を体験する。	

概略評価表（例示）

観点	アウトカム	第4段階	第3段階	第2段階	第1段階
		—			
処方せんに基づく医薬品の調製	監査結果に基づき適正な医薬品調製を実践する。	—	監査・調剤において特別な注意を要する医薬品を確認し、その適切な取り扱いを行う。 調剤業務の中で調製された薬剤の鑑査を行い、誤りがあれば指摘する。 抗がん剤調製において、ケミカルハザード回避操作を適切に実施する。	—	計数・計量調剤（散剤、水剤、軟膏など）を正確に行う。 一包化、錠剤等の粉砕、適切な賦形等、工夫を必要とする調剤について、適切に実施すると共に、その理由を説明する。 注射処方せんに従って、無菌的混合操作を実施する。

巻末資料　167

【④患者・来局者応対、服薬指導、患者教育】

			大学	薬局	病院	実施内容（例示）大学	薬局	病院
SBOs944	1	前 適切な態度で、患者・来局者と応対できる。（態度）	◎			・模擬患者との対応を通して、以下の事を学習する。○薬物療法を評価、考慮するために必要な患者情報の聞き取りを行う。○薬物療法を有効に、安全に実施するための情報提供を行う。○薬物療法以外の生活指導項目の情報提供を行う。○薬物療法を有効に、安全に使用するための製剤やデバイスの取扱に関する指導を行う。・情報を基に評価した内容、提供した情報を模擬診療録に適切に記録する。・妊婦・授乳婦、小児、高齢者を想定した対応のロールプレイを行う。		
SBOs945	2	前 妊婦・授乳婦、小児、高齢者などへの応対や服薬指導において、配慮すべき事項を具体的に列挙できる。	◎					
SBOs946	3	前 患者・来局者から、必要な情報（症状、心理状態、既往歴、生活習慣、アレルギー歴、薬歴、副作用歴等）を適切な手順で聞き取ることができる。（知識・態度）	◎					
SBOs947	4	前 患者・来局者に、主な医薬品の効能・効果、用法・用量、警告・禁忌、副作用、相互作用、保管方法等について適切に説明できる。（技能・態度）	◎					
SBOs948	5	前 代表的な疾患において注意すべき生活指導項目を列挙できる。	◎					
SBOs949	6	前 患者・来局者に使用上の説明が必要な製剤（眼軟膏、坐剤、吸入剤、自己注射剤等）の取扱い方法を説明できる。（技能・態度）	◎					
SBOs950	7	前 薬歴・診療録の基本的な記載事項とその意義・重要性について説明できる。	◎					
SBOs951	8	前 代表的な疾患の症例についての患者応対の内容を適切に記録できる。（技能）	◎					
SBOs952	9	患者・来局者に合わせて適切な応対ができる。（態度）		◎	◎			
SBOs953	10	患者・来局者から、必要な情報（症状、心理状態、既往歴、生活習慣、アレルギー歴、薬歴、副作用歴等）を適切な手順で聞き取ることができる。（知識・態度）		◎	◎			
SBOs954	11	医師の治療方針を理解した上で、患者への適切な服薬指導を実施する。（知識・態度）		◎	◎		・薬局では処方せん調剤の患者、来局者対応を初回面談から服薬指導、それらの記録までを実際の患者・来局者で継続的に体験する。・病院では病棟等で、入院・外来患者を対象とした継続的な服薬指導とそれらの記録を体験する。（指導薬剤師監督の下、医療者として相応しい態度で患者情報を収集し、得られた情報を活かした患者対応、指導、情報提供とその記録を行う。）（「代表的な疾患」を病院、薬局を通して全て体験すること。実習開始から早い段階で行い、毎日レベルアップしながら継続して学習する。）	
SBOs955	12	患者・来局者の病状や背景に配慮し、医薬品を安全かつ有効に使用するための服薬指導や患者教育ができる。（知識・態度）		◎	◎			
SBOs956	13	妊婦・授乳婦、小児、高齢者等特別な配慮が必要な患者への服薬指導において、適切な応対ができる。（知識・態度）		◎	◎			
SBOs957	14	お薬手帳、健康手帳、患者向け説明書等を使用した服薬指導ができる。（態度）		◎	◎			
SBOs958	15	収集した患者情報を薬歴や診療録に適切に記録することができる。（知識・技能）		◎	◎			

			概略評価表（例示）			
観点	アウトカム	第4段階	第3段階	第2段階	第1段階
患者・来局者応対、情報提供・教育	患者からの情報収集、情報提供及び患者教育を実践する。	コミュニケーションを通じて患者の信頼を得て、必要な患者情報を収集し、薬物療法に関する情報提供及び患者教育を実践する。	患者の薬物療法のアウトカムを達成するために必要な情報を的確に判断し、患者から情報収集する。患者のニーズを的確に判断し、それを盛り込んだ情報提供及び教育を行う。	患者の病態や状況、高齢者、妊婦・授乳婦、小児、障害を持った方などに自然に配慮し、情報を収集する。患者の理解度を確認しながら情報提供を行う。	患者から薬物治療に係る基本的な情報（症状、既往歴、アレルギー歴、薬歴、副作用歴、生活状況等）を収集する。医薬品を安全かつ有効に使用するための情報を種々のツールを用いて患者に提供する。指導、教育内容を適切に記録する。

巻末資料　169

【⑤医薬品の供給と管理】

			大学	薬局	病院	実施内容（例示） 大学	薬局	病院
SBOs959	1	前医薬品管理の意義と必要性について説明できる。	◎			・劇薬、毒薬、麻薬、向精神薬、覚醒剤原料、特定生物由来製品、放射性医薬品、院内製剤、薬局製剤、漢方製剤の具体的な商品などの実物もしくは写真を基に、管理の流れと法規制、保存条件などの品質管理上の問題点を議論し、要点を整理する。		
SBOs960	2	前医薬品管理の流れを概説できる。	◎					
SBOs961	3	前劇薬、毒薬、麻薬、向精神薬および覚せい剤原料等の管理と取り扱いについて説明できる。	◎					
SBOs962	4	前特定生物由来製品の管理と取り扱いについて説明できる。	◎					
SBOs963	5	前代表的な放射性医薬品の種類と用途、保管管理方法を説明できる。	◎					
SBOs964	6	前院内製剤の意義、調製上の手続き、品質管理などについて説明できる。	◎					
SBOs965	7	前薬局製剤・漢方製剤について概説できる。	◎					
SBOs966	8	前医薬品の品質に影響を与える因子と保存条件を説明できる。	◎					
SBOs967	9	医薬品の供給・保管・廃棄について適切に実施できる。（知識・技能）		◎	◎		・薬局で取り扱う医薬品を把握し、発注や補充、棚卸等の業務の中で適切な在庫管理を体験する。	・施設内のルールに沿って、適切な医薬品管理業務を行う（単独ではなく、他の調剤、病棟業務の一環も含む。）
SBOs968	10	医薬品の適切な在庫管理を実施する。（知識・技能）		◎	◎			
SBOs969	11	医薬品の適正な採用と採用中止の流れについて説明できる。		○	◎			
SBOs970	12	劇薬・毒薬・麻薬・向精神薬および覚醒剤原料の適切な管理と取り扱いができる。（知識・技能）		◎	◎		・劇薬・毒薬・麻薬・向精神薬および覚醒剤原料の管理や補充、伝票・帳簿処理等を体験する。〈SBO942と連携〉	
SBOs971	13	特定生物由来製品の適切な管理と取り扱いを体験する。（知識・技能）			◎			・特定生物由来製品の適切な取り扱いを体験する。

概略評価表（例示）					
観点	アウトカム	第4段階	第3段階	第2段階	第1段階
		—			
医薬品の供給と管理	適切な医薬品の供給と管理を実践する。	—	—	法的に取扱い上の規制を受けている医薬品（劇薬・毒薬・麻薬・向精神薬および覚醒剤原料、特定生物由来製品、放射性医薬品、院内製剤、薬局製剤、漢方製剤など）の適切な管理（発注、供給、補充、保管など）を実践する。	当該施設で取り扱う医薬品の種類と取扱い上の注意点を把握し、発注や補充、棚卸等の業務の中で適切な在庫管理を行う。

【⑥安全管理】

			大学	薬局	病院	実施内容（例示）大学	実施内容（例示）薬局	実施内容（例示）病院
SBOs972	1	前 処方から服薬（投薬）までの過程で誤りを生じやすい事例を列挙できる。	◎			・代表的なヒヤリ・ハットの事例を基に、事例分析を行い、その原因、リスク回避のための対処方法を議論する。 ・調剤実習において経験した調剤ミスを報告し、その原因と対策を議論し、発表する。		
SBOs973	2	前 特にリスクの高い代表的な医薬品（抗悪性腫瘍薬、糖尿病治療薬、使用制限のある薬等）の特徴と注意点を列挙できる。	◎					
SBOs974	3	前 代表的なインシデント（ヒヤリハット）、アクシデント事例を解析し、その原因、リスクを回避するための具体策と発生後の適切な対処法を討議する。（知識・態度）	◎					
SBOs975	4	前 感染予防の基本的考え方とその方法が説明できる。	◎			・代表的な院内感染の事例を挙げ、その予防で使用する消毒薬を挙げて、実際に調製する。さらに代表的な消毒薬の使用濃度、調整時の注意点を議論し、要点を整理する。 ・ワクチン接種時にワクチン未接種による院内感染発症事例について、医療従事者の責任（自分と患者の身を守る）を議論し、要点を整理する。		
SBOs976	5	前 衛生的な手洗い、スタンダードプリコーションを実施できる。（技能）	◎					
SBOs977	6	前 代表的な消毒薬の用途、使用濃度および調製時の注意点を説明できる。	◎					
SBOs978	7	前 医薬品のリスクマネジメントプランを概説できる。	◎			・「代表的な疾患」に使用する具体的な医薬品の公表されているリスクマネジメントプランを用意し、薬剤師としての行動をイメージする。		
SBOs979	8	特にリスクの高い代表的な医薬品（抗悪性腫瘍薬、糖尿病治療薬、使用制限のある薬等）の安全管理を体験する。（知識・技能・態度）		◎	◎		・施設で実施されている医薬品および医薬品以外に関連した安全管理体制、手順書等を確認し、その仕組みを理解する。 ・実習期間を通して安全管理を意識して薬剤師業務を実践する。 ・実践のなかで体験したインシデント、アクシデントや蓄積されたインシデント、アクシデントなどをもとに、その対策について討議あるいは考察し、提案する。	
SBOs980	9	調剤ミスを防止するために工夫されている事項を具体的に説明できる。		◎	◎			
SBOs981	10	施設内のインシデント（ヒヤリハット）、アクシデントの事例をもとに、リスクを回避するための具体策と発生後の適切な対処法を提案することができる。（知識・態度）		◎	◎			
SBOs982	11	施設内の安全管理指針を遵守する。（態度）		◎	◎			
SBOs983	12	施設内で衛生的な手洗い、スタンダードプリコーションを実施する。（技能）		〇	◎		・施設内の感染源と対策を理解し、実習期間を通して実施する。	
SBOs984	13	臨床検体・感染性廃棄物を適切に取り扱うことができる。（技能・態度）			◎			・調剤やTDM、病棟業務の一環として感染対策を実施する。 ・実習中に体験した事例や蓄積された事例等をもとに、感染対策について考察、提案する。
SBOs985	14	院内での感染対策（予防、蔓延防止など）について具体的な提案ができる。（知識・態度）			◎			

観点	アウトカム	第4段階	第3段階	第2段階	第1段階
				—	
安全管理	当該施設における安全管理を実践する。	実践のなかで体験したインシデント、アクシデントや蓄積されたインシデント、アクシデントなどをもとに、当該施設の業務改善の提案をする。当該施設での感染対策（予防、蔓延防止など）について、問題点を指摘し、具体的な提案をする。	調剤における医療安全の意義をふまえて、当該施設で実施されている医薬品及び医薬品以外に関連した安全管理体制に従って薬剤師業務を実践する。必要に応じて医療安全に関する報告書を作成する。臨床検体・感染性廃棄物を適切に取り扱う。	—	当該施設で実施されている医薬品および医薬品以外に関連した安全管理体制、手順書等を確認し、その仕組みを理解する。調剤実習で経験した調剤ミスに関する議論を踏まえ、対策を実践する。医療現場における感染対策の重要性に留意し、スタンダードプリコーションを実践する。

概略評価表（例示）

（3）薬物療法の実践

GIO 患者に安全・最適な薬物療法を提供するために、適切に患者情報を収集した上で、状態を正しく評価し、適切な医薬

【①患者情報の把握】

			大学	薬局	病院	実施内容（例示）		
						大学	薬局	病院
SBOs986	1	前 基本的な医療用語、略語の意味を説明できる。	◎			・「代表的な疾患」の事例に基づき、患者情報の情報源から、薬物療法の評価に必要な情報を収集する。 ・上記の事例を組み込んだシミュレーターもしくはシミュレーション教材を利用し、身体所見の観察とフィジカルアセスメントを行う。 ・上記事例から得られた身体所見と患者情報源から得られた情報から、患者の現在の状況を評価する。		
SBOs987	2	前 患者および種々の情報源（診療録、薬歴・指導記録、看護記録、お薬手帳、持参薬等）から、薬物療法に必要な情報を収集できる。（技能・態度）〔E3（2）①参照〕	◎					
SBOs988	3	前 身体所見の観察・測定（フィジカルアセスメント）の目的と得られた所見の薬学的管理への活用について説明できる。	◎					
SBOs989	4	前 基本的な身体所見を観察・測定し、評価できる。（知識・技能）	◎					
SBOs990	5	基本的な医療用語、略語を適切に使用できる。（知識・態度）		△	◎		・施設内で汎用される医療用語や略語を確認・理解する。	
SBOs991	6	患者・来局者および種々の情報源（診療録、薬歴・指導記録、看護記録、お薬手帳、持参薬等）から、薬物療法に必要な情報を収集できる。（技能・態度）		◎	◎		・処方せん調剤、在宅医療、一般用医薬品販売などにおいて患者や来局者個々の情報を的確に収集・整理し、薬物療法全般に活かす体験をする。 ・問診や得られる検査値等から患者の状態を把握し適切な薬物的管理を考察する。 〈SBO952～958と連携〉	・調剤、医薬品管理、病棟業務などにおいて医療に必要な情報を的確に収集し、薬学的管理、薬物治療に活用する。 ・病棟業務の一環として、診療録や病棟カンファレンス等を通した医療スタッフとの情報共有から適切な患者情報の収集を体験する。 ・診療情報や患者の訴えを、副作用や薬効と関連づけて考察する。 〈SBO952～958と連携〉
SBOs992	7	患者の身体所見を薬学的管理に活かすことができる。（技能・態度）		○	◎			

品情報を基に、個々の患者に適した薬物療法を提案・実施・評価できる能力を修得する。

概略評価表（例示）

観点	アウトカム	第4段階	第3段階	第2段階	第1段階
患者情報の把握	患者情報を適切に収集・評価・共有し、患者状態を正確に把握して、薬物療法に活かす。	把握した患者情報を、患者の環境、状態、必要性に応じて、医薬品の効果や副作用のモニタリングに活用し、継続的に収集・整理・把握し、薬物療法の評価に活かす。	他職種との情報共有の機会（回診、カンファランスなど）に積極的に参加し、情報の発信と共有により、患者情報の精度を高め、より多面的かつ正確に患者状態を把握する。	既存の患者情報から、必要性を的確に判断して、自ら医療面談や身体所見を得るための観察・測定等を実施し、全ての患者情報を収集・評価し、患者の状態を把握する。	患者情報の各種媒体（診療録、薬歴・指導記録、看護記録、検査記録、お薬手帳など）から薬物治療に必要な情報を収集し、評価する。

巻末資料　175

【②医薬品情報の収集と活用】〔E3（1）参照〕

			大学	薬局	病院	実施内容（例示） 大学	薬局	病院
SBOs993	1	前 薬物療法に必要な医薬品情報を収集・整理・加工できる。（知識・技能）	◎			・薬物療法に必要な医薬品情報を収集するための情報源と得られる医薬品情報の特徴を振り返るために、医薬品とその対象疾患を指定し、主な三次資料、二次資料、一次資料を入手し、それぞれの情報源の違いを振り返る。 ・学習した新医薬品について批判的な視点からの紹介文書を作成する。		
SBOs994	2	施設内において使用できる医薬品の情報源を把握し、利用することができる。（知識・技能）		◎	◎		・施設での医薬品関連情報の情報源と収集方法を理解し、実際の患者、来局者、施設スタッフに適切な医薬品情報を作成して提供する。 ・新薬や薬効別、後発品などの薬局で役に立つ医薬品情報をまとめる。 ・医師からの問い合わせに適切な医薬品情報を作成して提供する。 〈SBO924、953～957、991、992実習時に並行して実施〉	・施設での医薬品関連情報の情報源と収集方法を理解し、収集した情報を評価・加工して適切な情報を患者、医療スタッフ等に提供する。 ・医薬品情報室や病棟での実習の中で、種々の情報源を用いて、院内外の問い合わせに適切に対応する。 （医薬品情報室での実習は病棟実習に先行して行う。） 〈SBO924、953～957、991、992実習時に並行して実施〉
SBOs995	3	薬物療法に対する問い合わせに対し、根拠に基づいた報告書を作成できる。（知識・技能）		◎	◎			
SBOs996	4	医療スタッフおよび患者のニーズに合った医薬品情報提供を体験する。（知識・態度）		○	◎			
SBOs997	5	安全で有効な薬物療法に必要な医薬品情報の評価、加工を体験する。（知識・技能）		◎	◎			
SBOs998	6	緊急安全性情報、安全性速報、不良品回収、製造中止などの緊急情報を施設内で適切に取扱うことができる。（知識・態度）		◎	◎			

観点	アウトカム	第4段階	第3段階	第2段階	第1段階
			—		
医薬品情報の収集と評価・活用	薬物療法の評価等に必要な情報について、最も適切な情報源を効果的に利用し、情報を収集すると共に、得た情報及び情報源を批判的に評価し、効果的に活用する。	調査の目的に合わせて、最も適切な情報源を効果的に利用し、情報を収集する。得た情報及び情報源を批判的に評価し、活用する。不足する情報については、常に新たな情報を収集・整理し、エビデンスを創出するよう努力する。医薬品情報の取扱いや評価について、後進の指導を行う。	調査の目的に合わせて、一次資料（原著論文）も含めた適切な情報源を利用し、調査を実践する。得た情報を量的、質的に評価し、提供する。患者啓発や医療の質向上に寄与する情報を主体的に作成・発信する意識を持つ。	調査の目的を明確にし、基本的な情報源に加え、複数の情報源を利用して調査を実践する。得た情報の評価を常に行い、情報提供者のニーズを踏まえて、患者や医療スタッフに提供する。	薬物療法の評価等に必要な基本的な情報源である医薬品添付文書、インタビューフォーム、診療ガイドラインなどを確認し、情報収集する。得た情報の評価を行う。

上部の見出し行：概略評価表（例示）

【③処方設計と薬物療法の実践 (処方設計と提案)】

			大学	薬局	病院	実施内容 (例示) 大学	薬局	病院
SBOs999	1	前代表的な疾患に対して、疾患の重症度等に応じて科学的根拠に基づいた処方設計ができる。	◎			・「代表的な疾患」の具体的な事例を題材として、薬物療法を主体的に評価し、安全で有効な医薬品の使用を推進するために薬剤師が行うべき薬学的管理をPBLなどで学習する。 ・上記事例において、肝腎障害、妊婦授乳婦、小児、高齢者などの事例を用意し、具体的な処方提案を行う。 ・上記事例において、患者の栄養状態の評価から、輸液栄養療法、電解質の過不足を考慮した処方提案を行う。 ・上記事例において、患者のアドヒアランスの不良による効果不足の事例を用意し、アドヒアランスの評価とその対処方法を提案する。 ・皮下注射、筋肉内注射、静脈内注射、点滴注射などの基本的手技を、シミュレーターなどを利用して学習する。		
SBOs1000	2	前病態 (肝・腎障害など) や生理的特性 (妊婦・授乳婦、小児、高齢者など) 等を考慮し、薬剤の選択や用法・用量設定を立案できる。	◎					
SBOs1001	3	前患者のアドヒアランスの評価方法、アドヒアランスが良くない原因とその対処法を説明できる。	◎					
SBOs1002	4	前皮下注射、筋肉内注射、静脈内注射・点滴等の基本的な手技を説明できる。	◎					
SBOs1003	5	前代表的な輸液の種類と適応を説明できる。	◎					
SBOs1004	6	前患者の栄養状態や体液量、電解質の過不足などが評価できる。	◎					
SBOs1005	7	代表的な疾患の患者について、診断名、病態、科学的根拠等から薬物治療方針を確認できる。		◎	◎		〈SBO920～924を基本とし、SBO952～957実習時に連携して研修する。〉(処方監査、服薬指導時に同時に実施する。) ・「代表的な疾患」を有する患者の薬物治療に継続的に関わり、処方せんや薬歴、状態等の情報から、患者の病態を推察し、より有効で安全な薬物療法について考察する。 ・上記薬物治療の処方に適切でないと思われる所があれば、最適な薬物療法を考え指導者に提示し、必要があれば処方医に提案する。 ・上記薬物治療において、アドヒアランスに関する問題を発見し、収集した情報を駆使して考察し、解決策の提案を実践する。 ・上記薬物治療において、経済面での問題を発見し、収集した情報を駆使して考察し、適切な医薬品の選択・提案を実践する。	〈SBO920～924を基本とし、SBO952～957実習時に連携して研修する。〉(処方監査、服薬指導時に同時に実施する。) ・「代表的な疾患」を有する入院患者の薬物治療に継続的に関わり、収集した患者、医薬品、薬物治療法等に関する情報を駆使し、より有効で安全な薬物治療のために問題点を抽出し、解決策を考察して、処方設計の提案、治療薬の変更・中止の提案等を体験する。 ・上記薬物治療において、アドヒアランスに関する問題を発見し、収集した情報を駆使して考察し、解決策の提案を実践する。 ・上記薬物治療において、経済面での問題を発見し、収集した情報を駆使して考察し、適切な医薬品の選択・提案を実践する。
SBOs1006	8	治療ガイドライン等を確認し、科学的根拠に基づいた処方を立案できる。		○	◎			
SBOs1007	9	患者の状態 (疾患、重症度、合併症、肝・腎機能や全身状態、遺伝子の特性、心理・希望等) や薬剤の特徴 (作用機序や製剤的性質等) に基づき、適切な処方を提案できる。(知識・態度)		○	◎			
SBOs1008	10	処方設計の提案に際し、薬物投与プロトコールやクリニカルパスを活用できる。(知識・態度)		△	◎			
SBOs1009	11	入院患者の持参薬について、継続・変更・中止の提案ができる。(知識・態度)			◎			
SBOs1010	12	アドヒアランス向上のために、処方変更、調剤や用法の工夫が提案できる。(知識・態度)		◎	◎			
SBOs1011	13	処方提案に際して、医薬品の経済性等を考慮して、適切な後発医薬品を選択できる。		◎	◎			
SBOs1012	14	処方提案に際し、薬剤の選択理由、投与量、投与方法、投与期間等について、医師や看護師等に判りやすく説明できる。(知識・態度)		△	◎			

178

概略評価表（例示）

観点	アウトカム	第4段階	第3段階	第2段階	第1段階
薬物療法の問題点の識別と処方設計及び問題解決	薬物療法の問題点の評価に基づき、問題解決策を提案、実践し、薬物療法を個別最適化する。 ※薬物療法の問題点の評価は、(3)①患者情報の把握及び②医薬品情報の収集と活用に基づく	薬物療法や生活習慣の問題点を重要性や緊急性を考慮して適切に識別し、現状評価を正確に行う。 当該ケースにおける最善の解決策を見極め、提案する。 論理的で実行可能な解決策を実行に移し、その結果を評価する。	薬物療法の問題点を主体的に識別する。問題点の現状評価を明確に行い、処方設計や他の解決策について検討し、論理的で実行可能な解決策を明示し、薬物療法の個別最適化を実践する。	常に、有効性、安全性、経済性の観点から問題点の識別と現状評価を行う努力をする。 処方設計を含めた解決策について、主体的に検討し、当該ケースの薬物療法の個別最適化に努める。	薬物療法の有効性、アドヒアランス不良や腎機能低下時の投与量などの基本的な安全性の問題点を識別し、現状評価を行い、必要な処方設計を行う。

【④処方設計と薬物療法の実践（薬物療法における効果と副作用の評価）】

			大学	薬局	病院	実施内容（例示）大学	実施内容（例示）薬局	実施内容（例示）病院
SBOs1013	1	[前]代表的な疾患に用いられる医薬品の効果、副作用に関してモニタリングすべき症状と検査所見等を具体的に説明できる。	◎			• 「代表的な疾患」の具体的な事例を題材として、薬物療法を主体的に評価し、安全で有効な医薬品の使用を推進するために薬剤師が行うべき薬学的管理をPBLなどで学習する。 • 上記事例において、副作用モニタリングの必要な事例を用意し、患者情報の収集と評価から、副作用の評価を行い、代替薬物の提案を行う。 • 上記事例において、薬物療法のコントロールが不足している事例を用意し、患者情報の収集と評価から、代替薬物の提案を行う。		
SBOs1014	2	[前]代表的な疾患における薬物療法の評価に必要な患者情報収集ができる。（知識・技能）	◎					
SBOs1015	3	[前]代表的な疾患の症例における薬物治療上の問題点を列挙し、適切な評価と薬学的管理の立案を行い、SOAP形式等で記録できる。（知識・技能）	◎					
SBOs1016	4	医薬品の効果と副作用をモニタリングするための検査項目とその実施を提案できる。（知識・技能）		△	◎		• 「代表的な疾患」を有する患者を継続的に担当し、問診や医療機関から提供される情報（検査値等）等から、患者背景、病態、治療、治療法に関する情報等をもとに、薬物治療を考察し、その治療効果および副作用のモニターと評価を体験する。〈SBO953～956、991、992、1005～1012の実習時に並行して実施する。〉	• 薬物治療の効果および副作用のモニターと評価において必要な項目（症状、検査値等）をリストアップする。 • TDMの実際を体験する。 • 「代表的な疾患」を有する入院患者の薬物治療に複数の病棟で継続的に関わり、収集した情報等から、より有効で安全な薬物治療の提案を体験する。（必要に応じて、病棟だけでなく、入退院センターなどの院内施設を利用して実習を行ってもよい。）〈SBO953～956、991、992、1005～1012の実習時に並行して実施する。〉
SBOs1017	5	薬物血中濃度モニタリングが必要な医薬品が処方されている患者について、血中濃度測定の提案ができる。（知識・態度）			◎			
SBOs1018	6	薬物血中濃度の推移から薬物療法の効果および副作用について予測できる。（知識・技能）			◎			
SBOs1019	7	臨床検査値の変化と使用医薬品の関連性を説明できる。		△	◎			
SBOs1020	8	薬物治療の効果について、患者の症状や検査所見などから評価できる。		○	◎			
SBOs1021	9	副作用の発現について、患者の症状や検査所見などから評価できる。		○	◎			
SBOs1022	10	薬物治療の効果、副作用の発現、薬物血中濃度等に基づき、医師に対し、薬剤の種類、投与量、投与方法、投与期間等の変更を提案できる。（知識・態度）			◎			
SBOs1023	11	報告に必要な要素（5W1H）に留意して、収集した患者情報を正確に記載できる。（技能）		◎	◎		• 収集した患者情報、推察や提案をした内容等を薬歴などにわかりやすく適切に記載することができる。（指導した患者に対する記録を常に実施する。）〈SBO953、958、991、992、1005～1012実習時に並行して実施〉	
SBOs1024	12	患者の薬物治療上の問題点を列挙し、適切な評価と薬学的管理の立案を行い、SOAP形式等で適切に記録する。（知識・技能）		◎	◎			
SBOs1025	13	医薬品・医療機器等安全性情報報告用紙に、必要事項を記載できる。（知識・技能）			◎			

概略評価表（例示）

観点	アウトカム	第4段階	第3段階	第2段階	第1段階
		―			
薬物療法の効果と副作用モニタリング	様々なモニタリング項目から患者状態を適切に評価し、薬物療法の効果と副作用モニタリングを実践する。	薬物療法に関する経過モニタリングを基に患者の状況を総合的に評価して、処方設計や問題解決につなげ、薬物療法のPDCAサイクルを効果的に回し、薬物療法の質の向上に貢献する。	評価した患者の状態に応じ、処方設計や問題解決につなげる。副作用を確認した場合は、副作用軽減化の対策を検討すると共に、副作用報告などの主体的な行動を取る。	有効性、安全性のモニタリングに必要な指標を継続的にモニタリングし、患者の状態を評価する。評価結果は、適切にカルテや薬歴などに記録する。	代表的な疾患を有する患者のケアに関わり、薬物療法の有効性、安全性を評価する指標を適切に指摘する。患者の状態をモニタリングするためのツールとして、臨床検査値の継続的な確認をする。

巻末資料　181

（4）チーム医療への参画〔A（4）参照〕

GIO 医療機関や地域で、多職種が連携・協力する患者中心のチーム医療に積極的に参画するために、チーム医療における

【①医療機関におけるチーム医療】

			大学	薬局	病院	実施内容（例示）大学	薬局	病院
SBOs1026	1	前 チーム医療における薬剤師の役割と重要性について説明できる。	◎			・チーム医療の実践事例を基に、薬剤師の役割とチーム構成員の役割を議論し、要点を整理する。 ・議論の後に、多様な医療チームの構成員としての現役薬剤師の事例解説講義を聴く。 ・事例の分析と討議を通じ、患者中心の医療において、正解を求めるのではなく、何が適切かを考える視点を醸成する。		
SBOs1027	2	前 多様な医療チームの目的と構成、構成員の役割を説明できる。	◎					
SBOs1028	3	前 病院と地域の医療連携の意義と具体的な方法（連携クリニカルパス、退院時共同指導、病院・薬局連携、関連施設との連携等）を説明できる。	◎					
SBOs1029	4	薬物療法上の問題点を解決するために、他の薬剤師および医師・看護師等の医療スタッフと連携できる。（態度）			◎			・カンファレンス、種々の医療チームの活動への参加等、他の医療スタッフとの連携を体験する。 ・「代表的な疾患」を有する入院患者の薬物治療に継続的に関わり、患者に関する情報の収集と伝達、治療計画の考察、治療効果および副作用の評価等他の医療スタッフとの協働を、継続した複数の病棟活動の中で体験する。
SBOs1030	5	医師・看護師等の他職種と患者の状態（病状、検査値、アレルギー歴、心理、生活環境等）、治療開始後の変化（治療効果、副作用、心理状態、QOL等）の情報を共有する。（知識・態度）			◎			
SBOs1031	6	医療チームの一員として、医師・看護師等の医療スタッフと患者の治療目標と治療方針について討議（カンファレンスや患者回診への参加等）する。（知識・態度）			◎			
SBOs1032	7	医師・看護師等の医療スタッフと連携・協力して、患者の最善の治療・ケア提案を体験する。（知識・態度）			◎			
SBOs1033	8	医師・看護師等の医療スタッフと連携して退院後の治療・ケアの計画を検討できる。（知識・態度）			◎			
SBOs1034	9	病院内の多様な医療チーム（ICT、NST、緩和ケアチーム、褥瘡チーム等）の活動に薬剤師の立場で参加できる。（知識・態度）			◎			

【②地域におけるチーム医療】

			大学	薬局	病院	実施内容（例示）大学	薬局	病院
SBOs1035	1	前 地域の保健、医療、福祉に関わる職種とその連携体制（地域包括ケア）およびその意義について説明できる。	◎			・地域医療におけるチーム医療の実践事例を基に、地域の薬剤師の役割とチーム構成員の役割を議論し、要点を整理する。 ・議論の後に、地域における薬薬連携の構成員としての現役薬剤師の事例解説講義を聴く。		
SBOs1036	2	前 地域における医療機関と薬局薬剤師の連携の重要性を討議する。（知識・態度）	◎					
SBOs1037	3	地域における医療機関と薬局薬剤師の連携を体験する。（知識・態度）		◎	○		・処方せん調剤における医療機関と薬局との連携を体験する。 ・合同で開催される研修会やイベントを体験する。	・入院時処方や退院時処方を通して、患者情報の伝達を行う。
SBOs1038	4	地域医療を担う職種間で地域住民に関する情報共有を体験する。（技能・態度）		◎			・地域包括センターや保健所等を通して地域で連携して行われている医療、介護、福祉の実際を確認するとともに、できるだけ実際の活動を体験する。	

多職種の役割と意義を理解するとともに、情報を共有し、より良い医療の検討、提案と実施ができる。

			概略評価表（例示）			
観点	アウトカム	第4段階	第3段階	第2段階	第1段階
			—		
			実務実習記録による評価		

			概略評価表（例示）			
観点	アウトカム	第4段階	第3段階	第2段階	第1段階
			—		
			実務実習記録による評価		

巻末資料　183

(5) 地域の保健・医療・福祉への参画〔B（4）参照〕

GIO 地域での保健・医療・福祉に積極的に貢献できるようになるために、在宅医療、地域保健、福祉、プライマリケア、セルフメディ

【①在宅（訪問）医療・介護への参画】

			大学	薬局	病院	実施内容（例示）		
						大学	薬局	病院
SBOs1039	1	前在宅医療・介護の目的、仕組み、支援の内容を具体的に説明できる。	◎			・在宅医療における薬剤師の業務事例を基に、在宅における薬剤師の役割と責任を議論し、要点を整理する。 ・上記事例を基に、在宅医療や介護を受ける患者の特徴や社会的背景について、議論する。 ・在宅医療に従事する薬剤師の事例解説及び体験、感謝された事例などの講義を聴く。		
SBOs1040	2	前在宅医療・介護を受ける患者の特色と背景を説明できる。	◎					
SBOs1041	3	前在宅医療・介護に関わる薬剤師の役割とその重要性について説明できる。	◎					
SBOs1042	4	在宅医療・介護に関する薬剤師の管理業務（訪問薬剤管理指導業務、居宅療養管理指導業務）を体験する。（知識・態度）		◎			〈SBO908、920〜924を基本として、933〜943では在宅特有の調剤業務を体験。952-958を活用して服薬指導、979〜983を活用して安全管理、990〜992、995〜998を活用して情報収集と提示、1005〜1012を活用して薬物療法の考察と提案を体験する。〉 ・薬局薬剤師による在宅医療、居宅介護の支援業務を患者宅、施設等への訪問も含め継続的に体験する。 ・在宅に関与する医療、介護スタッフと情報を共有し、患者をサポートする意義を理解する。 ・医師やケアマネジャーへの報告や提案を体験する。	
SBOs1043	5	地域における介護サービスや介護支援専門員等の活動と薬剤師との関わりを体験する。（知識・態度）		◎				
SBOs1044	6	在宅患者の病状（症状、疾患と重症度、栄養状態等）とその変化、生活環境等の情報収集と報告を体験する。（知識・態度）		◎				

【②地域保健（公衆衛生、学校薬剤師、啓発活動）への参画】

			大学	薬局	病院	実施内容（例示）		
						大学	薬局	病院
SBOs1045	1	前地域保健における薬剤師の役割と代表的な活動（薬物乱用防止、自殺防止、感染予防、アンチドーピング活動等）について説明できる。	◎			・薬の週間などにおける地域薬剤師会の取り組みや学校薬剤師のアンチドーピングや薬物乱用防止教育などの活動事例を学び、可能であれば、積極的に参加し、対象者への教育活動を行う。 ・医療従事者として自分自身の感染予防、パンデミックに対する感染防止対策について論議し要点をまとめる。		
SBOs1046	2	前公衆衛生に求められる具体的な感染防止対策を説明できる。	◎					
SBOs1047	3	学校薬剤師の業務を体験する。（知識・技能）		◎			・学校薬剤師の指導のもと学校薬剤師業務を体験する。	
SBOs1048	4	地域住民の衛生管理（消毒、食中毒の予防、日用品に含まれる化学物質の誤嚥誤飲の予防等）における薬剤師活動を体験する。（知識・技能）		◎			・地域で行われている薬剤師の関与する保健衛生活動（薬物乱用防止活動、禁煙活動、認知症サポート等）を確認する。 ・実習中に行われる地域の活動に積極的に参加する。	

ケーションの仕組みと意義を理解するとともに、これらの活動に参加することで、地域住民の健康の回復、維持、向上に関わることができる。

概略評価表（例示）

観点	アウトカム	第4段階	第3段階	第2段階	第1段階
			—		
			実務実習記録による評価		

概略評価表（例示）

観点	アウトカム	第4段階	第3段階	第2段階	第1段階
			—		
			実務実習記録による評価		

【③プライマリケア、セルフメディケーションの実践】〔E2 (9) 参照〕

			大学	薬局	病院	実施内容（例示）		
						大学	薬局	病院
SBOs1049	1	前 現在の医療システムの中でのプライマリケア、セルフメディケーションの重要性を討議する。（態度）	◎			・薬剤師によるプライマリケアの提供、セルフメディケーションについて議論し、その要点を整理する。 ・模擬生活者との対応を通して、以下の事を学習する。 ○一般用医薬品の選定に必要な情報の聞き取りを行う。 ○模擬来局者の状態の把握と評価を行い、ニーズにあった適切な対応を行う。 ○一般用医薬品、薬局製剤（漢方製剤を含む）、要指導医薬品を有効に、安全に使用するための情報提供を行う。 ○血圧測定、血糖値測定等の簡易検査の手法を理解し、得られた情報の評価を行う。 ○得られた情報及びその情報を基に評価した内容、提供した情報を薬歴に適切に記録する。 ○代表的な生活習慣の改善についてのアドバイスを行う。		
SBOs1050	2	前 代表的な症候（頭痛・腹痛・発熱等）を示す来局者について、適切な情報収集と疾患の推測、適切な対応の選択ができる。（知識・態度）	◎					
SBOs1051	3	前 代表的な症候に対する薬局製剤（漢方製剤含む）、要指導医薬品・一般用医薬品の適切な取り扱いと説明ができる。（技能・態度）	◎					
SBOs1052	4	前 代表的な生活習慣の改善に対するアドバイスができる。（知識・態度）	◎					
SBOs1053	5	薬局製剤（漢方製剤含む）、要指導医薬品・一般用医薬品、健康食品、サプリメント、医療機器等をリスクに応じ適切に取り扱い、管理できる。（技能・態度）		◎			・一般用医薬品の販売を行う薬局で、以下の販売業務や健康相談業務を体験する。 ○店舗で販売している一般用医薬品、健康食品、医療機器等について、特徴や注意点等について確認する。 ○第一類医薬品、要指導医薬品等、法規制に則った薬局での販売業務を体験する。 ○実際の店頭での来局者の健康相談を体験し、指導薬剤師と一緒に来局者個々の症状や生活習慣、環境などから受診勧奨や一般用医薬品販売などの対応を体験する。 ○来局者に生活習慣の改善や疾病の予防の重要性を認識させその具体的な指導を体験する。 ○地域住民に対し疾病の予防や健康維持の啓発活動を体験する。 〈SBO953、991、992を活用して、多くの来局者に対し継続して体験する。〉	
SBOs1054	6	来局者から収集した情報や身体所見などに基づき、来局者の病状（疾患、重症度等）や体調を推測できる。（知識・態度）		◎				
SBOs1055	7	来局者に対して、病状に合わせた適切な対応（医師への受診勧奨、救急対応、要指導医薬品・一般用医薬品および検査薬などの推奨、生活指導等）を選択できる。（知識・態度）		◎				
SBOs1056	8	選択した薬局製剤（漢方製剤含む）、要指導医薬品・一般用医薬品、健康食品、サプリメント、医療機器等の使用方法や注意点などを来局者に適切に判りやすく説明できる。（知識・態度）		◎				
SBOs1057	9	疾病の予防および健康管理についてのアドバイスを体験する。（知識・態度）		◎				

【④災害時医療と薬剤師】

			大学	薬局	病院	実施内容（例示）		
						大学	薬局	病院
SBOs1058	1	前 災害時医療について概説できる。	◎			・災害時における薬剤師の役割について、議論し、要点を整理する。可能であれば、災害時に活躍した薬剤師等の話を聞いて討論する。		
SBOs1059	2	災害時における地域の医薬品供給体制・医療救護体制について説明できる。		○	○		・施設やその地域の災害時の体制を確認する。可能であれば災害に対応する活動を体験する。 ・過去の事例等を参考にして、大規模な災害が発生した際の病院、薬局の業務や地域貢献、薬剤師としての役割等について討議、考察する。	
SBOs1060	3	災害時における病院・薬局と薬剤師の役割について討議する。（態度）		○	○			

概略評価表（例示）

観点	アウトカム	第4段階	第3段階	第2段階	第1段階
		—			
		実務実習記録による評価			

概略評価表（例示）

観点	アウトカム	第4段階	第3段階	第2段階	第1段階
		—			
		実務実習記録による評価			

「薬局実務実習指導の手引き2018年版」を用いた 11週間のスケジュール（例示）

STEP 4まで方略を立てた場合のスケジュール例示です。
学生の伸長度、到達度に合わせて、STEP 3までで方略をたてるなど、適宜変更してください。

week	1	2
各STEPの想定	指導薬剤師のアドバイスを受けながら基本的な業務ができている	
A　医薬品の調製	STEP 1　基本的な医薬品の調製・管理ができる	
パフォーマンスレベル	基本的な処方箋の計数・計量調剤ができている。また、医薬品の供給について薬局内の基本的な医薬品の在庫管理ができている。	
具体的目標1	単純な処方箋※について計数・計量調剤ができる。	
具体的目標2	実習施設での基本的な医薬品の供給および管理ができる。	
B　処方監査・医療安全	STEP 1　基本的事項に留意し、医療安全に配慮した処方箋及び調剤薬の監査ができる	
パフォーマンスレベル	実習施設内の医療安全管理指針等に基づき、単純な処方箋※について記載上の不備を指摘し、疑義照会すべき内容とその手順を把握し指導薬剤師の助言に基づいて実践できている。	
具体的目標1	単純な処方箋※および調剤薬の監査を行い、リスク回避のための対応方法を実施できる。	
具体的目標2	実習施設における医療安全の基本を確認し、遵守できる。	
具体的目標3		
C　服薬指導	STEP 1　基本的な患者対応及び情報収集と処方解析ができる	
パフォーマンスレベル	コミュニケーションの基本に基づき、患者から薬物治療に係る基本的な情報を収集し、薬物治療に係る基本情報を患者に提供できている。	
具体的目標1	服薬指導を行うために必要な患者情報を収集できる。	
具体的目標2		代表的な疾患の治療薬に関する情報（用法・用量、有効性、安全性、使用上の注意等）の収集と加工ができる。
具体的目標3	コミュニケーションの基本に基づいた患者応対をし、その内容をもとに指導薬剤師等とのコミュニケーションが取れる。	
具体的目標4		収集した情報と服薬指導した内容を薬歴等に記入できる。
D　薬物療法の実践		
パフォーマンスレベル		
具体的目標1		
具体的目標2		
具体的目標3		

※①処方内容を構成する医薬品の数が2～3種類と少ない処方、②1つの疾患に対する処方

◆実習ではSTEP 3への到達を目指しています。STEP 4は薬剤師として業務が行えるレベルとして位置づけています（本書p.22参照）。

10	11
薬局業務の流れに沿った実務が行え、業務内容によっては秀でた対応ができる	
	STEP 4　より本格的な医薬品の調製や供給・管理ができる
	アドヒアランスを考慮し、新たに収集した患者情報や薬歴等を参照して医薬品の調製ができている。また、薬局で使用されるすべての医薬品やその他のアイテムを適切な手順で記録し、保管できている。
	薬剤師業務の意義を常に認識して、患者の要望や病態等を総合的に考慮した医薬品の調製や供給・管理を、業務の流れを妨げず適切に行える。
…査ができる	**STEP 4　医療安全の視点を考慮し、患者の状態を評価した上で監査ができる**
…して処方内容の監査ができている。	患者の病状の経過・生活環境・ナラティブを考慮しながら、処方の妥当性を判断できている。必要に応じて、医療安全の見地からより適切な処方設計の提案ができている。
	患者の病態およびナラティブ、治療の科学的根拠に基づいて、処方の妥当性を判断できる。
	医療安全の見地から適切な処方設計等を提案できる。
…できる	**STEP 4　個々の患者の視点にたった服薬指導ができる**
…に活用できている。	個々の患者の身体状況や生活環境等、情報収集した内容を分析し、その結果から指導に必要な事項を導き出し、その患者に最適な服薬指導を行える。さらに収集した情報を検討して薬歴に記録し、薬物療法に活用できている。
	個々の患者の病状経過を踏まえた薬物療法を分かり易く説明できる。
	治療上の問題点を抽出・解析し、対応策を患者に提案できる。
…案ができる	**STEP 4　薬物治療の経過に応じた対応ができる**
…抽出し、対応策の提案を実践できている。	薬物治療に関する経過モニタリングを基に患者の状況を総合的に判断して適切な対応ができ、より治療効果の高い処方提案ができている。
	効果不十分や副作用発現時の対応を適切に行うことができる。
	処方医との治療薬物に関するモニタリング情報の共有や治療薬変更の提案を実践できる。
	服薬指導した薬物治療に関する情報を分析し、他の薬剤師と共有できるよう記録できる。

	4	5

指導薬剤師のアドバイスを受けずに基本的な業務ができている

	4	5
一般的な計数・計量調剤や調剤上の工夫等の対応が～また、医薬品の性質を理解し、薬局の管理手順に従い供給・管理ができている。		な処方箋であっても再現性よく、～個々の患者の病状や状態を確認し、調～また、薬局で使用されるすべての医薬～
実習施設内で扱うすべての処方箋についてある程度スムーズな流れで計数・計量調剤ができる。		患者の病態を考慮した調剤上の工夫を～
緊急時を含めて、医薬品を適切に供給し、麻薬・向精神薬等についても正しく保管できる。		医薬品の供給・管理業務の意義や目的～

		STEP 2　医薬品情報に基づいて調剤薬の監査が
	基本的な医薬品情報および患者情報に基づいて、すべての処方箋と調剤薬に～じて疑義照会が実践できている。またインシデント事例に基づいた防止策の提案ができている。	
	実習施設内で扱うすべての処方箋と調剤薬に関して医薬品情報を基に適切に～を実施できる。	
医療安全に配慮した業務を実践できる。		

		STEP 2　基本的な服薬指導ができる
	患者と面談し収集した情報やさまざまな情報源から必要な項目を抽出でき、さらに服薬指導時に活用できている。その結果を適切に記録できている。	
	患者面談で収集した代表的な疾患の薬物治療に関する事項に応じて、資料を用いて説明できる。	
	収集した患者や医薬品に関する情報に基づいた服薬指導を行うことができる。	
	活用できた患者情報を他の薬剤師と共有することができる。	
	代表的な疾患に関する治療薬の効果および副作用・特に注意すべき事項等を概ね指導できる。	

STEP 1　医薬品情報や患者情報から治療の問題点を認識する		STEP 2　医薬品情報と患者
薬物療法の有効性、服薬状況などの基本的な安全性の問題点を認識し、一連の情報を整理できている。		収集した患者情報および処方内容から～でき、医薬品情報や治療ガイドライン～と実際の処方内容から病態を確認でき～
医薬品に関する文書情報と患者から収集した情報から、患者の治療上の問題点の有無に気づくことができる。		文書および患者からの情報を抽出し服薬～
収集した情報の薬物療法への活用を試みる。		代表的な疾患に関して、処方内容が適～評価できる。

6	7	8	9

薬局業務の流れに沿って多くの業務の基本ができている

スムーズかつ正確な調剤ができている。
剤上の工夫を提案できている。
品を適切な手順で記録し、保管ができている。

提案し、複雑な処方箋の計数・計量調剤が何度も同じように（再現性のある）素早く正確にできる。

をきちんと認識し、業務に適切に反映できる。

できる	STEP 3　患者情報に基づいて処方内容の
関して適切な監査ができ、必要に応	収集した患者情報（面談・薬歴・お薬手帳等）から得られた情報と薬学的知見を統 必要に応じて、自らの判断で多職種に情報提供ができている。 インシデント事例発生後の対応について考察できている。
査ができ、必要に応じて疑義照会	医薬品情報および患者情報をもとに、処方内容を監査できる。
	医師や医療スタッフと患者に関する情報を共有（疑義照会を含む）できる。
	安全管理指針に従った一連の監査業務等を自らの判断で行うことができる。

STEP 3　代表的な疾患の治療に関して、薬学的知見に基づいた服薬指導が実践

過去の記録、最新の医薬品情報および患者との面談から得た情報を基に指導に必要な項目を抽出・分析し、服薬指導時

過去の記録、最新の医薬品情報と患者との面談から収集した情報を基に治療上の問題点を把握できる。

患者の問題点に対する解決策に基づき、患者が理解できるように指導できる。

病態の変化に応じた処方薬変更の説明と継続的な指導を実践できる。

情報を合わせた解析ができる	STEP 3　薬物治療に関する基本的な評価と提
薬物療法に係る基本的情報の加工が を参考にして、基本的な処方の想定 ている。	薬歴や服薬指導を通して、薬物療法の効果を評価し問題点（副作用など）を発見・ また、それらの内容を他の薬剤師と共有するための記録が適切に実施できている
薬指導に必要な情報に加工できる。	薬物治療上の問題点を正確に抽出・解析し、問題点の対応策を提案できる。
当かどうか、エビデンスに基づいて	薬物治療の効果等に関して継続的な管理が適切に実践できる。

薬剤師行動規範・解説

平成30年1月17日
薬剤師行動規範制定

薬剤師は、国民の信託により、憲法及び法令に基づき、医療の担い手として、人権の中で最も基本的な生命及び生存に関する権利を守る責務を担っている。この責務の根底には生命への畏敬に基づく倫理が存在し、さらに、医薬品の創製から、供給、適正な使用及びその使用状況の経過観察に至るまでの業務に関わる、確固たる薬（やく）の倫理が求められる。
　薬剤師が人々の信頼に応え、保健・医療の向上及び福祉の増進を通じて社会に対する責任を全うするために、薬剤師と国民、医療・介護関係者及び社会との関係を明示し、ここに薬剤師行動規範を制定する。

（解説）

　薬剤師は、薬剤師法の定めにより国から付託される資格であり、高い職能に支えられた医療実践を通じて、人間としての尊厳の維持と健康で幸福な生活の享受を希求する人々の願いの実現に貢献することを使命としている。日本国憲法の前文は、日本国民の安全と生存の保持、世界中の人々が平和のうちに生存する権利の確認等の理想を目標に掲げ、また、第13条では個人の尊重と生命、自由及び幸福追求権の保障、第25条では生存権の保障を明記しており、薬剤師はこれらの権利を守る責務を担っている。

　薬は、人間社会において、人の生命と健康に直接かかわる存在である。このように人間の営みに重要な役割を果たす物質を取り扱い人々に適正に提供することを務めとする薬剤師にとって、その職能の根底をなすとともに、すべてに優先する倫理を正しく理解しその行動の規範とすることは極めて重要である。すなわち、薬剤師には、薬に関わるすべての業務にわたって薬が持つ社会的かつ普遍的価値を認識し、高い倫理観をもった専門職能人として職能のすべてを通じて医療また社会に貢献するための根底となる「薬（やく）の倫理」が求められる。

　薬剤師行動規範は、薬剤師が社会に対する責任を全うするために、薬剤師綱領に基づく具体的な行動の価値判断の基準を示すとともに、薬剤師が関わる国民、医療関係者そして社会との関係を明示したものである。これらの基本的認識の下に、公益社団法人日本薬剤師会は、薬剤師個人の自律性に依拠する、すべての医療関連分野に共通する薬剤師の必要最小限の行動規範を本稿に示す。これらの行動規範の遵守は、医療の質を保証するため、そして、薬剤師個人及び薬剤師からなる職能集団に対する社会の信頼と尊敬を得るために不可欠である。

1. 任務

薬剤師は、個人の生命、尊厳及び権利を尊重し、医薬品の供給その他薬事衛生業務を適切につかさどることによって、公衆衛生の向上及び増進に寄与し、もって人々の健康な生活を確保するものとする。

（解説）

　薬剤師は、医薬品の研究、開発、治験、製造、流通、試験、管理、情報、調剤、指導、相談及び販売という医薬品に関するすべての業務をつかさどる専門職であり、その任務は、薬剤師法第1条に「薬剤師は、調剤、医薬品の供給その他薬事衛生をつかさどることによって、公衆衛生の向上及び増進に寄与し、もって国民の健康な生活を確保するものとする。」と規定されている。医薬品は、人の生命と健康に関わるものであり、薬剤師の行動と判断には高い倫理性が求められる。

　高齢化が進んでも、社会保障制度が十分に機能し、健やかに生活し老いることができることは、国民の願いである。薬剤師は、その願いの実現のため、一人ひとりの生命、尊厳、権利を尊重することを行動と判断の基本とし、すべての医薬品の適正使用（有効性・安全性・経済性）を担保するとともに、公衆衛生活動、環境衛生活動に職能を発揮することをもって、人々の健康な生活を確保することが任務である。

2．最善努力義務

> 　薬剤師は、常に自らを律し、良心と他者及び社会への愛情をもって保健・医療の向上及び福祉の増進に努め、人々の利益のため職能の最善を尽くす。

（解説）

　薬剤師は、医療の担い手として、活動の基盤となる自らの心身を管理するとともに、行動を統制・制御して、患者に最適な薬物治療を提供し、健康の維持・増進を支援することによって、人々が人生に潤いや生きがいをもって自分らしく暮らしていくことに貢献する。薬剤師法第21条には「調剤に従事する薬剤師は、調剤の求めがあった場合には、正当な理由がなければ、これを拒んではならない」といわゆる「応招義務」が規定されており、科学的、薬学的及び医学的合理性とともに社会通念や薬剤師の良識に基づき判断すること、即ち薬剤師倫理に照らして判断することが求められている。

　薬物治療の提供や健康の維持・増進の支援を行うにあたっては、正しい判断のもとに周囲の人々や社会全体に愛情をもって職務を遂行し、これによって人々が最大の恩恵を受けることができるよう職能の最善を尽くさなければならない。

3．法令等の遵守

> 　薬剤師は、薬剤師法その他関連法令等を正しく理解するとともに、これらを遵守して職務を遂行する。

（解説）

　薬剤師は、薬剤師法、医薬品、医療機器等の品質、有効性及び安全性の確保等に関する法律、医療法、健康保険法、介護保険法その他関連する法令等（法律、政令、省令、告示、通知を含む）を遵守する義務がある。一方、医療の高度化・複雑化や高齢化の急速な進展により医療・介護に係る制度改革が進められており、薬剤師に関連した法令や制度についても、必要に応じて追加・改正が行われている。薬剤師は、関係するさまざまな法令等について学ぶととも

に正しく理解した上で、これを遵守しなくてはならない。

　持続可能な社会保障制度の確立を目指した制度改革が進められる中、医療・介護の一翼を担う薬剤師の役割は極めて重要であるだけに、社会から厳しい目で見られていることも認識しなければならない。調剤報酬の不正請求、医薬品の不正販売、誇大広告による販売などの違反行為は行わず、関わらず、加担せず、また、これらによって不当な利益を得ることを為さず、貪らず、そしてそうした行為を看過することもあってはならない。

　治験や臨床研究に従事する薬剤師には、臨床研究法等の定めの元に科学的見地と倫理的視点の両面への留意も求められる。また、関連する職種との関係は厳に適正なものでなくてはならず、利益相反となる行為をしてはならない。

　薬剤師には、幅広い職域とさまざまな就業形態があるが、職務の公益性の高さを認識し、自らはもちろん共に働く者たちにも法令等の遵守はもちろんのこと、それぞれの立場において、薬剤師に対する社会の期待、薬剤師の社会に対する責任を意識して職務を遂行する必要がある。

4. 品位及び信用の維持と向上

> 　薬剤師は、常に品位と信用を維持し、更に高めるように努め、その職務遂行にあたって、これを損なう行為及び信義にもとる行為をしない。

（解説）

　薬剤師の職務は、人とのかかわりにより成り立つものであり、人々からの信頼なくして適切に職務を遂行することはできない。信頼とは、専門的な知識や技術のみならず、態度や節度、言葉遣い、気配り、謙虚さなどに支えられた行動により得られる信用により生まれるものである。

　薬剤師は、社会的常識や良識を十分に培い、社会からの信頼と尊敬を得るよう努めなければならない。社会に対しては、薬剤師やその職能に関連する情報について、さまざまな報道媒体を通じて発信していくことも必要である。

　薬剤師の職能は、医薬品という人の生命に関連する製品を取り扱う公益性の高いものである。社会的使命と社会的責任を自覚し、学識や経験を活かした専門職としての誇りのもとに、薬剤師は自己の品位と信用を高めるよう努めなければならない。

5. 守秘義務

> 　薬剤師は、職務上知り得た患者等の情報を適正に管理し、正当な理由なく漏洩し、又は利用してはならない。

（解説）

　薬剤師は、職務を遂行する過程において、対象となる人々の身体、精神及び社会的身分等に関する機微情報を知りうる立場にある。このため、薬剤師には守秘義務が課せられ、「正当な理由がないのに、その業務上取り扱ったことについて知り得た人の秘密を漏らしたとき」は、刑法第134条により秘密漏示罪に問われる。

　薬剤師は、個人情報の取り扱いに関する法令等について正しく理解し、医療従事者として職務上知り得た患者等の情報について、適正に管理しなければならない。また、対象となる人々

からの個人情報の収集、利用、保管・管理、必要な関係者間における情報共有などにおいても、関連する法令等に基づき情報を適正に取り扱わなければならない。

6．患者の自己決定権の尊重

薬剤師は、患者の尊厳と自主性に敬意を払うことによって、その知る権利及び自己決定の権利を尊重して、これを支援する。

（解説）

患者は、自分の健康状態や治療内容などについて知り、十分な情報を得た上で健康回復や治療方法を自分で選択する権利を有しており、薬剤師は、かかる患者の知る権利及び自己決定の権利を尊重し、患者が情報を得る機会や決定する機会を確保しなければならない。一方、医療に関する情報は専門性が高いことから、患者との間において情報や知識の共有に困難が生じること（情報の非対称性）も考えられる。そのために薬剤師は、必要な情報を十分に収集することはもちろんのこと、情報提供に当たっては、患者がその内容を理解し受け入れやすくするために、情報の非対称性に留意し、理解度や意向に応じた説明や判断、意思表示しやすいようにするなどの配慮が必要である。

また、患者は、自己決定の場面において、自身で選択することだけではなく、知らないでいるという選択や他者に決定をゆだねる場合もある。薬剤師は、患者のこのような意思と選択の内容を尊重するとともに、個人の判断や選択が、本人にとって最良のものとなるように支援する。

7．差別の排除

薬剤師は、人種、ジェンダー、職業、地位、思想・信条及び宗教等によって個人を差別せず、職能倫理と科学的根拠に基づき公正に対応する。

（解説）

すべての人々は、平等に医療を受け、健康の保持・増進を図る権利を有しており、これらのサービスは誰もが享受できるものでなくてはならない。薬剤師は、個人を人種・民族や国籍、ジェンダー、職業、社会的地位、経済状態、思想や信条、宗教、ライフスタイル、心身の状態等によって差別してはならない。

ジェンダー（gender）は、一般的に生物学的な性差（sex）に付加された社会的・文化的性差を指す。社会的・文化的性差とは、「こうあるべき」姿として、それぞれが所属する社会や文化から規定され、表現され、体現されるものであり、服装や髪形などのファッションから、言葉遣い、職業選択、家庭や職場での役割や責任の分担にも及び、更に、人々の心の在り方や、意識、考え方、コミュニケーションの仕方にまで反映されるものである。（内閣府国際平和協力本部事務局ホームページより一部抜粋）

薬剤師は、個人のこれらの違いについて十分に理解し、人の生命と健康に関わる医薬品に係る専門職として、職能倫理と科学的根拠のもとに、医療、医学、薬学等に関する知識・技術に基づいて公正に対応していかなければならない。

8. 生涯研鑽

薬剤師は、生涯にわたり知識と技能の水準を維持及び向上するよう研鑽するとともに、先人の業績に敬意を払い、また後進の育成に努める。

（解説）

医療や薬学に関連する知識・技術は日々進歩しており、社会的価値の変化に伴う人々の健康の維持・増進に対するニーズも多様化している。薬剤師は、これらに対応していくために、高度な専門能力のみならず、社会とのかかわりや経験・知識に基づく高い教養が求められる。薬剤師はこれに応えるべく、生涯にわたり自身の専門知識と専門能力・技能の水準を維持し、向上するよう、日本薬剤師会が提供する生涯学習プログラムや関連団体等の啓発事業など、あらゆる機会を積極的にとらえて継続的に学習するとともに、専門領域にとどまらない幅広い知識を習得すべきである。

また、薬剤師は、現在の医療や薬学の発展に貢献された先人の努力とその業績を敬うとともに正しく理解して学び、その業績を継承して、自らの知識、技術を研鑽し、後進の薬剤師や薬学生の育成に努めなければならない。

9. 学術発展への寄与

薬剤師は、研究や職能の実践を通じて、専門的知識、技術及び社会知の創生と進歩に尽くし、薬学の発展に寄与する。

（解説）

薬剤師が職能を発揮し社会的責任を果たすためには、職域にかかわらず研究や実践により得た最新の知見、あるいは、国内外の薬剤師・薬学者・科学者との交流により得た広い視野に基づく情報等を活用して、薬剤師業務ひいては医療全般に関わる専門知識と技術の創造・開発に最善を尽くすことが必要である。これらの専門知識や技術は、薬剤師だけのものではなく、職能を取り巻く組織や機関と連携を深め、融合させることにより展開され、最終的に広く社会に役立ち社会全体に等しく共有されるもの（社会知）となる。

なお、医療の中で行われる人を対象とする研究においては、科学的見地と倫理的視点の両面への留意が求められ、研究倫理審査委員会などの組織や機関に審査、評価がゆだねられる。

こうして得られた専門知識や技術は、蓄積されて将来の薬学の発展に貢献するものであり、薬剤師はこうした知識や技術の創造と開発の立場からも、医療の進歩と社会の発展に寄与する責任を担っている。

10. 職能の基準の継続的な実践と向上

薬剤師は、薬剤師が果たすべき業務の職能基準を科学的原則や社会制度に基づいて定め、実践、管理、教育及び研究等を通じてその向上を図る。

（解説）

　薬剤師は、薬学の基礎となる自然科学の原理や薬剤師に関わるさまざまな社会制度に基づいて、薬剤師として果たすべき自らの職能に関する基準を定め、これを遵守して専門職として活動する。その基準の内容は、医薬品の調製・購入・保管・供給・廃棄、薬物治療管理の提供、業務遂行能力の維持・向上、医療・介護制度と公衆衛生への貢献などに及ぶ。

　定めた基準は、個人あるいは組織としてこれを遂行するように努め、評価基準にも活用する。また、その実践、管理、教育、研究等の結果、社会の変化や人々のニーズの変化に対応して適宜見直し、より質の高い基準として継続的に実践するよう努める。

11．多職種間の連携と協働

　薬剤師は、広範にわたる業務を担う薬剤師間の相互協調に努めるとともに、他の医療・介護関係者等と連携、協働して社会に貢献する。

（解説）

　薬剤師の職域は、薬局、病院・診療所、介護施設、医薬品の研究開発・製造、流通、環境・食品衛生、薬学研究・教育、薬事行政など広範囲にわたっている。薬局薬剤師と病院・診療所薬剤師の連携はもちろんのこと、必ずしも直接医療に関わる業務ばかりではない広い職域を担う薬剤師も含めて、互いに協力し協調して社会に貢献することが求められる。

　一方、地域においては、高齢化が急速に進む中、住み慣れた地域で医療、介護、予防、住まい及び生活支援サービスが一体的に提供される地域包括ケアシステムの構築が進められている。薬剤師は、その一翼を担う医療の担い手として、他の職種や関係機関と連携して地域住民の健康を支援する役割を担い、医薬品等を適正に供給するとともに地域住民の相談役としての役割を果たすことが求められている。そのためには、関係する多くの専門職種と相互に理解し合い、お互いの役割を尊重しつつ協力することが必要である。薬剤師は、医薬品が安全かつ適正に用いられ、最善の効果を上げるよう、多職種と連携、協働して、地域における医療及び介護の提供に貢献する。

12．医薬品の品質、有効性及び安全性等の確保

　薬剤師は、医薬品の創製から、供給、適正な使用及びその使用状況の経過観察に至るまで常に医薬品の品質、有効性及び安全性の確保に努め、また医薬品が適正に使用されるよう、患者等に正確かつ十分な情報提供及び指導を行う。

（解説）

　人々の生命と健康を守る医薬品について、適正な使用と安全性の確保を図り、医薬品の最大効果を引き出すことは、薬剤師の責務である。医薬品の研究開発・製造から流通、販売、適正使用のための指導、服用後の経過の観察に至るまで、薬剤師は医薬品に関するすべての業務に主体的にかかわりその責任を果たさなければならない。

　薬剤師は、品質、有効性、安全性が保証された医薬品の供給における偽造品の混入防止を含む品質管理と適正な流通、及び市販後の安全性情報の収集と評価に総括的な責任を負い、調剤

及び販売された医薬品が適正に使用されるよう、薬学的知見に基づいて患者等に正確かつ適正な情報提供及び指導を行わなければならない。そして、薬剤師は、服薬情報を一元的・継続的に把握し、医療機関等との連携のもとに患者からの相談応需体制を整備し、服薬情報の継続的把握等により患者の状態をモニタリングして処方医にフィードバックするほか、国や製薬企業に報告することなどにより、医薬品の適正使用と安全性の確保を推進する。

13. 医療及び介護提供体制への貢献

> 薬剤師は、予防、医療及び介護の各局面において、薬剤師の職能を十分に発揮し、地域や社会が求める医療及び介護提供体制の適正な推進に貢献する。

（解説）

超高齢社会の進展に対し、地域における効率的かつ質の高い医療提供体制を構築するとともに、退院後の生活を支える在宅医療・介護サービスの提供体制を充実させるべく地域包括ケアシステムの構築が進められている。そして、薬局は調剤や一般用医薬品等の販売、在宅医療に必要な医療・衛生材料や介護用品等の供給、在宅訪問による服薬指導・管理、健康や介護などに関する相談を幅広く受け付けるなど、地域包括ケアシステムの中で重要な役割を担っている。

薬剤師は、これら予防・医療・介護の各局面において、地域の人々の要望及び期待に応え、人々の健康向上のためにその職能を十分に発揮しなければならない。地域・社会が求める医療及び介護を総合的に確保し、適正に推進していくことが、地域における薬剤師の責務である。

14. 国民の主体的な健康管理への支援

> 薬剤師は、国民が自分自身の健康に責任を持ち、個人の意思又は判断のもとに健康を維持、管理するセルフケアを積極的に支援する。

（解説）

より健やかに生活し老いることは人々の願いであり、国は医療・介護需要の増大をできる限り抑えつつ国民皆保険制度を維持し、より質の高い医療・介護を提供することにより、健康寿命が延伸する社会を目指している。これに対し、国民には自分自身の健康管理に高い関心と責任を持ち、個人の意思と判断のもとに健康の維持・増進を図り、病気の予防や重症化の抑制を通じて、生涯にわたり生活の質を維持・向上していくことが求められている。

世界保健機関（WHO）によると、セルフケアとは、「健康を管理し、病気を予防し、病気の際に対処するために自分自身で行う活動」をいい、セルフメディケーションとは、「自身で自覚できる軽度な身体の不調や症状の治療のために個々人が医薬品を選択して使用すること」と定義されている。薬剤師は、地域に密着した健康情報の拠点としての薬局において、人々が自己の健康管理のために医薬品等を自己の意思で使用するセルフケア及びセルフメディケーションに関する助言や健康に関する相談及び情報提供を行う等により、国民の主体的な健康管理を積極的に支援していかなければならない。

15．医療資源の公正な配分

薬剤師は、利用可能な医療資源に限りがあることや公正性の原則を常に考慮し、個人及び社会に最良の医療を提供する。

（解説）

国民皆保険制度を持続可能なものとして次世代に引き継いでいくため、医療費抑制を国家的課題とする改革への取組が本格化する中、科学技術の発展の成果として画期的新薬が創出され医療ニーズへの対応が進む一方、開発に要する費用を反映してその価格が設定され高額となり、価格に見合う医療上の効果があるかという薬学的視点と高価格薬を選択することの適否を考える医療経済学的視点より、薬剤費の適正化が課題となっている。薬剤師は、このような状況を十分に理解し、医療の担い手として果たすべき役割を認識しなければならない。

医薬品の創製から、供給、適正な使用及びその使用状況の経過観察に至るまで、医薬品に関するすべての業務を担う薬剤師は、あらゆる職域において、利用可能な医療資源に限りがあること、医療資源の配分の公正性の原則を考慮して、個人及び社会全体の医療ニーズに適合した最良の医療が効果的、効率的かつ適正に提供されるよう力を尽くさなくてはならない。

※薬剤師綱領、薬剤師行動規範の本文は、表紙および裏表紙の裏に掲載しています。

薬局実務実習指導の手引き 2018 年版 改訂モデル・コアカリキュラム対応

2018年 4 月25日　第 1 刷発行
2018年 7 月30日　第 2 刷発行
2019年 3 月 5 日　第 3 刷発行
2022年 1 月20日　第 4 刷発行
2022年10月20日　第 5 刷発行

編　　集　公益社団法人日本薬剤師会

発　　行　株式会社薬事日報社　http://www.yakuji.co.jp
　　　　　[本社] 東京都千代田区神田和泉町 1 番地　電話 03-3862-2141
　　　　　[支社] 大阪市中央区道修町 2-1-10　　　電話 06-6203-4191

デザイン・印刷　永和印刷株式会社

ISBN978-4-8408-1430-0

薬剤師行動規範

昭和 43 年 8 月 26 日　薬剤師倫理規定制定
平成 9 年 10 月 24 日　薬剤師倫理規定改定
平成 30 年 1 月 17 日　薬剤師行動規範制定

　薬剤師は、国民の信託により、憲法及び法令に基づき、医療の担い手として、人権の中で最も基本的な生命及び生存に関する権利を守る責務を担っている。この責務の根底には生命への畏敬に基づく倫理が存在し、さらに、医薬品の創製から、供給、適正な使用及びその使用状況の経過観察に至るまでの業務に関わる、確固たる薬（やく）の倫理が求められる。

　薬剤師が人々の信頼に応え、保健・医療の向上及び福祉の増進を通じて社会に対する責任を全うするために、薬剤師と国民、医療・介護関係者及び社会との関係を明示し、ここに薬剤師行動規範を制定する。

1．任務

　薬剤師は、個人の生命、尊厳及び権利を尊重し、医薬品の供給その他薬事衛生業務を適切につかさどることによって、公衆衛生の向上及び増進に寄与し、もって人々の健康な生活を確保するものとする。

2．最善努力義務

　薬剤師は、常に自らを律し、良心と他者及び社会への愛情をもって保健・医療の向上及び福祉の増進に努め、人々の利益のため職能の最善を尽くす。

3．法令等の遵守

　薬剤師は、薬剤師法その他関連法令等を正しく理解するとともに、これらを遵守して職務を遂行する。

4．品位及び信用の維持と向上

　薬剤師は、常に品位と信用を維持し、更に高めるように努め、その職務遂行にあたって、これを損なう行為及び信義にもとる行為をしない。

5．守秘義務

　薬剤師は、職務上知り得た患者等の情報を適正に管理し、正当な理由なく漏洩し、又は利用してはならない。

6．患者の自己決定権の尊重

　薬剤師は、患者の尊厳と自主性に敬意を払うことによって、その知る権利及び自己決定の権利を尊重して、これを支援する。

7．差別の排除

　薬剤師は、人種、ジェンダー、職業、地位、思想・信条及び宗教等によって個人を差別せず、職能倫理と科学的根拠に基づき公正に対応する。

8．生涯研鑽

薬剤師は、生涯にわたり知識と技能の水準を維持及び向上するよう研鑽するとともに、先人の業績に敬意を払い、また後進の育成に努める。

9．学術発展への寄与

薬剤師は、研究や職能の実践を通じて、専門的知識、技術及び社会知の創生と進歩に尽くし、薬学の発展に寄与する。

10．職能の基準の継続的な実践と向上

薬剤師は、薬剤師が果たすべき業務の職能基準を科学的原則や社会制度に基づいて定め、実践、管理、教育及び研究等を通じてその向上を図る。

11．多職種間の連携と協働

薬剤師は、広範にわたる業務を担う薬剤師間の相互協調に努めるとともに、他の医療・介護関係者等と連携、協働して社会に貢献する。

12．医薬品の品質、有効性及び安全性等の確保

薬剤師は、医薬品の創製から、供給、適正な使用及びその使用状況の経過観察に至るまで常に医薬品の品質、有効性及び安全性の確保に努め、また医薬品が適正に使用されるよう、患者等に正確かつ十分な情報提供及び指導を行う。

13．医療及び介護提供体制への貢献

薬剤師は、予防、医療及び介護の各局面において、薬剤師の職能を十分に発揮し、地域や社会が求める医療及び介護提供体制の適正な推進に貢献する。

14．国民の主体的な健康管理への支援

薬剤師は、国民が自分自身の健康に責任を持ち、個人の意思又は判断のもとに健康を維持、管理するセルフケアを積極的に支援する。

15．医療資源の公正な配分

薬剤師は、利用可能な医療資源に限りがあることや公正性の原則を常に考慮し、個人及び社会に最良の医療を提供する。